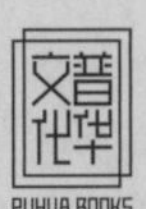

我们一起解决问题

高效大脑工作法

如何拥有超越常人的优异表现

[英] 艾米·布兰（Amy Brann）著 翁玮 译

MAKE YOUR BRAIN WORK

人民邮电出版社
北京

图书在版编目（CIP）数据

高效大脑工作法 ： 如何拥有超越常人的优异表现 / (英) 艾米·布兰 (Amy Brann) 著 ; 翁玮译. -- 北京 : 人民邮电出版社，2020.10
ISBN 978-7-115-54645-6

Ⅰ. ①高… Ⅱ. ①艾… ②翁… Ⅲ. ①脑神经—普及读物 Ⅳ. ①R322.85-49

中国版本图书馆CIP数据核字(2020)第147825号

内容提要

作为一门全新的学科，神经科学不仅能够帮助我们训练自己的大脑，还能让我们的思维变得更敏捷，使我们的行为变得更高效。目前，有关大脑神经科学方面的研究已成为很多领域中的新热点。

本书作者根据最新的脑神经研究，提供了一整套与传统方法完全不同的大脑训练方法——基于脑神经科学的思维训练软技能，旨在帮助读者发掘他们在个人能力、学习习惯、工作技能方面的潜力，培养出以积极结果为导向的行为，更好地应对各种挑战，如管理挫折、平衡工作与生活、激励他人、实现目标等，进而远离压力、负面思维及低效的时间管理方法，让读者的工作和生活变得更加高效。

对于希望开发自我潜能和有效全面激发大脑工作潜能的读者，以及对神经科学感兴趣的读者，本书是不二之选。

◆ 著 ［英］艾米·布兰（Amy Brann）
译 翁 玮
责任编辑 曹延延
责任印制 彭志环
◆人民邮电出版社出版发行 北京市丰台区成寿寺路11号
邮编 100164 电子邮件 315@ptpress.com.cn
网址 https://www.ptpress.com.cn
北京鑫正大印刷有限公司印刷
◆开本：880×1230 1/32
印张：10.75 2020年10月第1版
字数：350千字 2020年10月北京第1次印刷
著作权合同登记号 图字：01-2019-7645号

定 价：59.00元

读者服务热线：（010）81055656 印装质量热线：（010）81055316
反盗版热线：（010）81055315
广告经营许可证：京东市监广登字20170147号

前　言

我们的大脑是一个非常神奇的器官。在为遇到困难的人伸出援手时、看到自己的孩子第一次取得成功时、签下一笔生意合同时，我们都会体验到一种妙不可言的成就感，而大脑便是这种感觉形成的关键。此外，我们常会思考是留在公司加班还是回家享受天伦之乐，午餐时间是大吃一顿还是去健身房健身等问题，这些都需要我们依靠大脑进行思考才能做出决定。我们在思考生活中重要的事情时，大脑的作用举足轻重——不论一个人过得是否充实、有无信念、是否发挥出了自身的潜力，都是如此。

本书旨在教会你挖掘大脑潜力，在认清自身的前提下，学会更好地与他人相处。我们的大脑是非常宝贵的资源，而大多数人却不懂得充分地予以利用。意识到这个问题仅仅是一个开始，在挖掘大脑潜力的过程中，我们一定会遇到各种各样的麻烦，而如何应对则完全取决于我们自己的态度。

但是，我们真的能激发大脑潜力吗？我们的大脑难道还没有发挥出百分之百的潜能吗？这难道不是由基因、个性决定的事情吗？

我在几乎每次去做主题演讲或者和某家公司深入合作时，都会反思上述问题。可能性是什么？实际性又为何物？我相信生命是可贵的，人们应该将时间投入到有价值的事情上。我不会鼓励别人去做没有确凿证据支撑的事情。

记得有一次，我接受了一所医学院的采访，我被问到如果不考虑成本的因素，打算建立什么样的设施。当时我刚刚读了弗朗西斯·克里克（Francis Crick）的《惊人的假说》（*The Astonishing Hypothesis*）一书，对 DNA 分型能为人类揭示的科学结论和如何造福人类颇为期待。如今，表观遗传学领域有了惊人的新发现，我敢肯定从前的一些研究结果已不再准确。

读者朋友们，你们将会在本书中读到很多证明我们确实可以主动发挥大脑潜能的、令人信服的证据。那这些是否意味着遗传不再重要？当然不是，遗传的力量仍旧非常强大。但是，表观遗传学领域的最新发现告诉我们，人们身处的环境也是十分关键的。实际上，我的几位可靠的同事认为，环境因素占影响大脑能力因素的 90%。我们姑且不论数值的高低，环境因素无论如何都是接下来我们需要关注的重点。让我们看看在这个方面我们可以做些什么。

一直以来，我都由衷地希望自己所做的工作对读者朋友和你所关心的人有所帮助。无论你自己怎么想，我认为你是很有价值的，你的想法和努力都应该受到赞赏。

本书的三位主人公——凯特（Kate）、婕茜（Jessie）和本

（Ben）——均为化名，他们都清楚自己具有尚未被开发出来的潜力，而开发潜力有赖于自身的努力。他们还知道，只要深入地了解了自己的工作方式，就能使自己的生活向理想中的样子靠拢。

每个人的生活都具有变得丰富多彩的可能性。生活的内涵、对待事物的方式和对外界事件的接受程度都取决于自己。本书的训练板块内容主要针对的是书中主人公的工作方面。维珍公司创始人理查德·布兰森（Richard Branson）主张："别把工作当工作、把游戏当游戏——一切都是生活的一部分。"我对此深以为是。然而，对于很多人来说，工作就意味着周一早上必须回到工作岗位上班受罪，并认为这并不是什么值得期待和让人享受的事情。因此，本书主要讲述如何提高工作带来的成就感，使其成为美好生活的一部分，而不是拖累和负担。

尽管本书中的大多数例子都发生在职场，但运用大脑的方法是可以在其他场合举一反三地使用的。例如，凯特学到的东西不仅可用于改善工作状况，还可以用来丰富自己与孩子的互动交流；通过学习后，婕茜对自身更有信心了；本则运用新知识来改善其与新婚妻子的关系。

神经科学是一门研究大脑的科学，也是本书立论的基础。在过去的 20 年间，这门学科极大地加深了人们对工作方式的了解。当然，该领域的未来还有很长的路要走，更多深层次的问题有待进一步的研究。尽管神经科学令人叹为观止，但在对我们工作方式的解析上，它也只是众多相关研究中的一环罢了。

在掌握这门学科后，如能再继续深入了解诸如量子物理学或哲学等学科，对这一问题的全貌一定能勾勒出更清晰的图画。

凯特、婕茜、本原先被日常生活中的琐事折磨得疲惫不堪，但在教练斯图尔特（Stuart）的帮助下，他们的生活已经有了很大的改观。请各位读者跟随着他们的视角，通过神经科学来剖析过去之所以会使我们变得身心俱疲的根源所在，从而学会如何做出改变，使自己和他人都能够获益。

如何阅读本书

如果你是工作繁忙的职员，想充分激发自身的潜力，那本书可谓不二之选。本书的每一章都由几个板块组成，如下所示。

名人轶事

故事中生动的情节有助于我们形象记忆和理解抽象的概念，这能帮助我们在借鉴前人经验的基础上，夯实自身的科学素养以及更深入地体会书中人物的感受。

相关实验

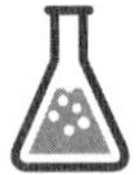

实验是神经科学的基础。自然科学与其他学科最大的不同在于，它需要通过实验来检验理论，以加深理解。了解一些重大实验的前因后果，可助你将其应用于现实生活。

趣闻

该板块介绍的重要信息可帮助读者拓宽视野和知识面。这些信息的摘选可能就是单从趣味性来考量的，但也可能是神经科学话题的一种延伸。

洞见

该板块能让读者从案例中汲取智慧，帮助读者更好地理解上下文。

章末小贴士

每一章的末尾都列出了数条小贴士，提炼了本章内容的关键点。这些对实施方案的制定颇具参考价值。

在阅读本书的过程中，你可选择从头到尾通读，但我更建议你以章为单位，在生活实践中印证所学所感。

教练介绍

斯图尔特是一位神经科学教练，他了解人们的工作表现可以通过这门科学来解释。他的专业技能十分娴熟，懂得如何充分挖掘一个人的潜力，帮助他们做最好的自己。他在给职场人士做训练时，能提供很大的帮助。罗伯特·迪尔茨（Robert Dilts）是教练行业内杰出的研究者和思想家。在 2003 年出版的

《从教练到唤醒者》(*From Coach to Awakener*)一书中，他这样描述教练的任务：“为学员在成长和蜕变的各个阶段提供必要的支持和‘监护’。”他对一个人的神经层面的等级划分如下：环境阶段、行为阶段、能力阶段、信念阶段、价值观阶段、身份认同阶段和心灵阶段。在这一循序渐进的过程中，教练可能要随需要切换不同的角色：启蒙者、教练、老师、导师、辅导者和唤醒者。斯图尔特在与书中三位人物进行的大多数互动中，扮演着启蒙者、教练、老师、导师的角色。

了解大脑运作的方式是非常重要的，这样你才能拥有最佳的工作表现。经过日积月累，你的生活质量也会一并提高，在为人处事方面也能收获到更多的快乐。人天生都有好奇心，对自身和他人都有一定的探究欲。因此，通常来说，职场人士都会欣然接受这些训练，当然，效果也不错。

主人公介绍

- 现年 54 岁的凯特目前在某企业任高级经理。她与前夫育有两个子女，均已成年。凯特已与交往了三年的新男友订婚。对她而言，工作、家人和朋友就是其生活的一切。
- 婕茜是一位 32 岁的社会企业家，她的公司主要为社区诊所提供服务。她放弃了作为医生的金饭碗，选择自主创业，目前公司的员工规模为 20 人。公司业务处于高速发展阶段，她的工作热情十分高涨。她目前单身，与室友在一起生活多年后，刚开始独自居住且十分享受这样的状态。

- 本现年 26 岁，在四大会计师事务所之一任会计师。他刚结婚不久，想着在家做个好丈夫、在单位做一名好员工，也积极地为晋升付出努力。

目　录

第一部分　掌控自己

第 2 章 你的海马体还好吗 026

第 3 章 学会干预失控状态下的情绪 058

第 4 章
面面俱到的危险 076

第 5 章
聪明的头脑就一定会想个不停吗 101

Make Your Brain Work

第一部分

掌控自己

万事由自己而始，一个人的生产力、做事的效率和有效性都在自己的掌控之下。我们在欣喜于可以掌控自身命运的同时，也应该意识到，为自己负责是一份重担。本书第 1 章以凯特、本和婕茜三人的经历为例，为读者介绍了职场人士在遇到重大工作挑战时大脑的运作情况。通过运用本书论述的一些知识，他们得以有意识地改变自己应对挑战的方式，最终帮助他们辨别出令人产生挫折感、阻碍其进步的关键所在，从而做到有的放矢。

本书探讨了如何从司空见惯的事物中发现全新的机会、从内而外地掌控自己生活的方式。希望读者在学会掌控自己的生活后，能够更好地享受生活和与人相处。本书将为读者提供全方位的指导。此外，本书致力于指导读者优化学习新事物和充实自己的方式，想必读者的生活能因此发生一些好的转变。在掌握神经科学家认同的用脑习惯后，读者便可在面对挑战时，从大脑空间和精力的余裕中获益。

第 1 章

棉花糖实验——成功与否的试金石

计划永远赶不上变化。当一个人面对意外不知所措时，其对事态发展的掌控感便不复存在。一个星期一的早上，凯特与她的教练进行了约谈。凯特持有特许检验员执业资格，目前在一家全球性房地产服务公司任高级经理。有人觉得她的工作很无聊，但凯特自己清楚，要与形形色色的人打交道是一刻都不能放松的。约谈的那天凯特心情不错，那会儿她正准备晋升，对新的一周的全新工作和生活感到兴奋不已。她终于得到一次向公司老板展现其真正能力的机会了。每天下班后，凯特都不会再给自己安排工作，以保证享有充足的放松时间。

周遭的人们都知道凯特工作卖力，而她自己也清楚在竞争激烈的企业界中打造和维护个人口碑的重要性。她一直努力冷静地对待一切，不希望别人看到自己失态。她认为，这样严格地控制自己的情绪似乎就可以左右别人对她的看法。

那天有同事先到了公司，凯特觉得自己应该来得更早些。接着，她马上坐到办公桌前打开计算机查看电子邮箱，她发现原本被处理干净的收件箱里突然出现了好多新邮件，都是有关各种问题的询问和邀约请求。哪怕是镇定自若的人，要在一天内解决积累了一个周末的工作，还是不免会开始感到烦躁。她发现自己的呼吸变浅，肚子上的肉好像也收紧了。

凯特只好硬着头皮盯着屏幕，一连点开几封邮件，却发现每一封处理起来都很麻烦，都要花很长时间才能接着处理下一封。这时，她和团队中的几位同事共用的秘书突然将脑袋伸进门来，告诉她上午 11 点要临时召开团队会议。这样一来，凯特有限的工作时间又被突如其来的事情占用了。她决定做点别的事情转移注意力。突然间，她又想起自己要给老板写一封晋升报告，说明自己要求晋升的理由……最后，她还是从周末累积起来的工作中选择了一项比较容易完成的与客户相关的工作，她只求务实地先做完一件事情再说。

正当秘书就一些重大问题向她征求意见时，电话铃响了。凯特为了维护一贯的对新工作来者不拒的积极形象，还是集中精神，接起了电话。不过她看了看表，想着自己还有好几封重要邮件没处理，又要准备好 11 点钟的会议，更有从周五积压到现在的工作，应答时不免有些心不在焉。她边听着电话另一头的客户说明情况，边记了几条笔记，同时还见缝插针地看了几封邮件。

凯特通完电话，发现从周五开始积压的工作又多了几项，她感觉微微有些头大。在忙完了这些工作后，她终于能做今天的工作了。她看了眼预备今天处理的文件，猛然惊觉刚才完全忽略了这件事的存在，在一些重大问题上怕是欠考虑了，所以隐隐感到一丝不妙。她再次感到自己有些呼吸不畅，大脑也是一片空白。

情况分析

凯特在这个周一早上到底出了什么状况？斯图尔特教练为她归纳了几条重点：

- 她觉得邮件太多，根本来不及一一处理；
- “待办事项”和新的工作掺杂在一起让人应接不暇；
- 她做事有些漫无目的；
- 她感到工作压力太大；
- 她担心自己的晋升报告写得不够好；
- 她尝试一心多用地做事；
- 她有几次大脑一片空白的经历，面对新事物时也会犯难。

本章将向你揭示大脑不堪重负的原因所在，并指导你控制自己的大脑，形成出色的创意和解决方案、消除外界干扰并提高工作质量，随后你的做事效率将会明显得到提高。

问题解析

斯图尔特首先观察到，凯特正处于一种不堪重负的状态中不能自拔。不同的人会在不同的情况下对不同的事物感到不堪重负。有人可能是在练习跑马拉松之余还要管理多个账户，同时又刚刚为人父母，不巧汽车又出故障需要修理，此时他们便极有可能被突如其来的几件事情一下子击垮了。还有些人的大脑本来就处于满负荷状态，这时如果有人再问他们想吃汉堡包还是三明治这样的小事，可能刚好就超出使他们崩溃的阈值，导致他们陷入不堪重负的状态。

我们几乎可以肯定，大脑在排解压力方面是有法可循的。就拿凯特的情况来说，与其白费口舌地劝她保持镇静、慢慢做事，不如研究她在陷入不堪重负的状态时，是否还有自身原因。目的就在于从自身出发做出改变，从而扭转不利局面。一些通用的建议虽说有时确实有效，但如果能从神经科学的角度观察个人的具体情况，就意味着可以因人制宜地制订出明确的计划。

接下来，我们将介绍大脑中统管压力应对的区域——前额皮层。

什么是前额皮层

从解剖学来讲，前额皮层是额叶的一部分，而额叶位于大脑最前端。

前额皮层位于大脑的正前部，它的作用就好比公司里的总裁或乐团的指挥，处于绝对领导地位，一切功能的执行都由前额皮层统筹，如进行思考、做出选择和制订计划等。

在人类演化的漫长历史中，前额皮层经历了长久的发展。最近的研究表明，做冥想练习可使其体积进一步变大。

前额皮层的能量消耗非常巨大，也容易疲劳。过多的压力会削弱其能量消耗的效率。

做事的轻重缓急

斯图尔特认为，凯特的当务之急是要理清待处理事物的轻重缓急。他询问了凯特对这一问题的想法，问她是否实践过以及效果如何。其实大家心里都清楚做事情应该要分轻重缓急，但很少有人能在具体工作中有效地贯彻这一点。

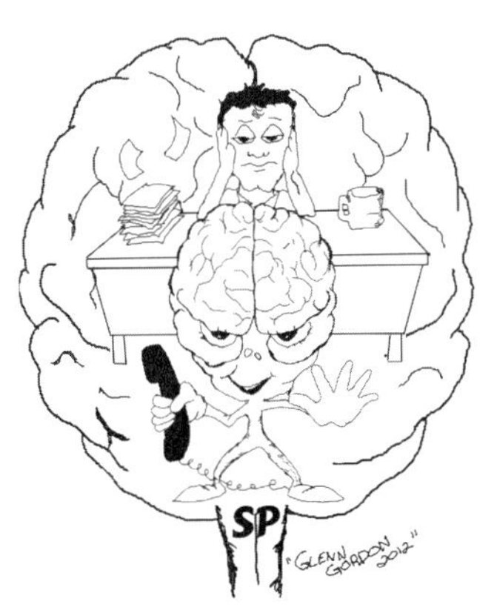

由于凯特对轻重缓急的实际原理缺乏深入的了解，导致她虽然做出了努力，却未能达到预期的效果。她在开始着手处理工作前就已感受到了很大的压力，然后在没有考虑周全的情况下盲目地直接开始工作。这样做的弊端是会消耗宝贵的前额皮层能量，加速疲劳。前额皮层的作用本应该是分清事情的轻重缓急，如果在不必要的事情上浪费了有限的能量，那它在完成本职工作时势必会捉襟见肘。

决定事情的轻重缓急是很费神的，所以我们只有在注意力集中的情况下才能想得周全。那注意力要怎么集中呢？这可不是嘴上说说就能办到的。一个人在专心致志地做事，或者全情投入地学习，抑或认真地在关注某人或某物时，额叶会对大脑发挥较强的约束作用，防止注意力游移到其他事项上。在这个过程中，额叶充当着屏障的角色，隔绝了身体其他部分传递来的任何不相关的信号、情感和环境因素。这道屏障将任何知觉和运动信号都暂时平息下来，也就是说，人们在集中精力时，能感到内心非常平静，而在极端情况下，人甚至会陷入一种出神的状态。

做事要有谱

确定事情的轻重缓急有怎样的实际好处呢？当一个人做事的效率和有效性达到最佳状态时，会进入一种类似于“心流”的状态（真正的“心流”状态有好几个方面，不一定会全部体现出来。——译者注），即内心感到无比平静，世间诸般纷扰似乎也不复存在，不会再体会到大喜大悲这样强烈的情感。此时此刻，一个人脑海中所关注的事情比其他任何事物都更清晰地突显出来，此时个体甚至察觉不到时间的流逝。科学家认为这个过程如果用电子设备做类比的话，就相当于降低了信噪比。你可以想象，这种状态在想要完成一项重要任务时是多么有用。例如，凯特在撰写晋升报告时，如果她的前额皮层能发挥应有的作用，就会感到放松、专注，在不被其他杂七杂八的工作时不时干扰的状态下，积极主动地完成眼前的事情。这样写出来的报告能反映她的最佳水平。

神经科学家认为，人在着手做某件事前，会对所要做的事在心里先有清晰的认识。而这种认知往往直接与当事人的情感和动机有关。一个人在对事情的轻重缓急做好安排后，就清楚要在何时及何种情况下优先做何事，心中就有谱了。

判断一个人能否做到分辨事情的轻重缓急的另一个方面，是看他能否放弃即时满足而选择延迟满足。就是说，我们在安排做事的优先级上要更多地取决于它们能带来的客观结果，做也要做有意义的事情。你是否曾经想成为那种常去健身房健身的人？或者羡慕那种能静下心来打坐冥想、吃很多蔬菜、身体健康、能轻易记住别人生日的人？但事实上，你却发现自己日复一日、年复一年都迟迟未能迈出那关键的第一步——左右你选择倾向的仍旧是额叶。你不去健身房健身并不是说你不想练就强健的体魄，毕竟人人都希望拥有健美的身材。然而，实际情况更复杂。你迟迟没有行动起来，可能是因为大脑认为去健身的人往往人际关系不好，例如，你所认识的定期去健身的人恰巧大多都是要么单身，要么和另一半关系不好；也可能是你在健身时非常卖力，以至于接下来几天每每发笑甚至在走路时全身都被牵扯得酸痛不已；甚至可能单纯因为你追求的是其他的东西，例如，每天晚上坐在电视机前边喝小酒边放松的惬意生活，你对这种享受的热爱远胜于锻炼。

棉花糖实验能决定一个人的成功与否吗

斯坦福大学所进行的棉花糖实验意在根据一个人在年幼时的表现推测其今后获得成功的可能性。1972 年，一位名叫沃特·米歇尔（Walter Mischel）的心理学家对 600 名左右学龄前儿童进行了这项实验。孩子们被一个一个地带进没有多余干扰的房间里，他们被告知可以坐在椅子上，从桌子上选择自己喜欢的零食吃——有奥利奥饼干、棉花糖和脆饼干。他们有两个选择：一是直接开吃，吃完后随时按铃，以示结束；二是放着眼前的零食先忍住不吃，等研究人员回来，可以得到第二份零食。孩子们在等待中的表现可谓千姿百态——有的用双手遮住眼睛；有的紧拽着自己的辫子；有的抚摸着零食，像在照顾它们似的；有的甚至开始踢桌子；还有的似乎不再被零食所吸引。

最终，有1/3的孩子做到了延迟满足，如愿获得了第二份零食。这个结果很有意思，但后续研究结果更发人深省：能够等待15分钟的孩子，其SAT（学术能力评估测试）得分比只能等待30秒的孩子平均高210分。

预想终局

一个人能否做到延迟满足，或者说是否拥有自我控制的能力，与其今后获得的成就有关。前额皮层在解决抽象问题和坚定目标方面起着作用。耶鲁大学近日对103位被试进行了研究，该研究表明，能做到延迟满足的人往往可以更清晰地预见未来会发生的事情。研究员杰里米·格雷（Jeremy Gray）称："有远见的人更易成功。"

凯特现在的状况就是，工作时一心想着仅仅完成任务，不断地用即时满足感麻痹自己。然而，这样做事的方式是无法令她一口气完成比较困难的任务的。而她本来可以将这样的任务拆分为好几个部分，逐一处理。

提高生产力的经典理论认为，做事前要首先预想到结果。棉花糖实验则印证了对终局预想的重要性。在技术取得长足进步的今天，我们了解到，前额皮层对该能力强弱有至关重要的作用。

成千上万的实验让人们了解到，一个人在执行认知功能时会使用前额皮层，这些实验包括经典的脑部扫描、功能性磁共振成像。研究者通过研究大脑有损伤的人，如菲尼亚斯·盖奇（Phineas Gage），发现人在大脑的前额皮层受到伤害后，无法做出正确的决定。在本章后面的内容中，我们将讨论为了使前额皮层保持最佳工作状态，凯特可以做出哪些尝试。

前额皮层

那么，促进前额皮层达到最佳工作状态的因素有哪些呢？首先前额皮层状态不佳时，一个人会有以下感觉：

- 有气无力；
- 昏昏欲睡；
- 缺乏创意；
- 容易分神；
- 无法有效地完成一件事；
- 总有负面的想法；
- 做事没有条理；
- 健忘；
- 过于情绪化。

反之，如果一个人的前额皮层处于极佳状态，则将会有如下表现：

- 对诸事留心；
- 注意力集中时间较长；
- 能预测事物的发展方向；
- 做事有计划性；
- 能按计划行事；
- 可轻易地集中精力。

前额皮层在疲劳状态下根本无法正常工作。在这种状态下，以上提到的一切消极表现都可能会发生，做事的有效性将大打折扣，效率也将非常低下。一个人在这样的状态下一整天都不会顺利。也难怪有人会将其归咎于时运不济，不自觉地按老习惯做事了——这是生存机制的一种表现形式。当人们发现自己对他人吹毛求疵、过于苛责时，往往就是大脑出了什么问题。这并不一定就是大脑的某个部分亢奋所致，而可能就是前额皮层状态低迷引起的。多巴胺是大脑中的一种神经递质，具有许多功能，包括对信息的反馈和刺激，它对人的记忆和注意力也有一定影响。如果大脑利用或释放多巴胺的能力减弱，说明大脑中的其他区域仍处于较活跃的状态，此时个体无法专注于某一件事。这样便会使人做事举步维艰，越想集中精力，实际的效率却越低。

蛋糕和沙拉实验

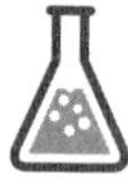

斯坦福大学教授巴巴·希夫（Baba Shiv）曾开展了一个卓有成效的实验。他认为，“认知负担”可能会对一个人的自我控制能力造成影响。所谓的“认知负担”是指大脑同时处理多件事情的状态，大多数职场人士都会有这样的体验。首先，他让一半的志愿者记住一个两位数的数字，作为低认知负担参照组；而要求另一半志愿者记住一个 7 位数的数字，作为高认知负担对照组。然后，两组志愿者被告知去往大楼中的另一个房间，路上会路过一张摆着巧克力蛋糕和水果沙拉的桌子，每个人要从其中选一样。在高认知负担组中，有 59% 的人选择了蛋糕；而在低认知负担组中，只有 37% 的人选择了蛋糕。

对此，希夫推测，如果要记住 7 位数的数字，就需要使用更多的认知资源，而这会导致我们控制冲动的能力被削弱。从解剖学上讲，这样的观点是言之有理的，因为主管记忆数字和自我控制的部分都位于前额皮层。通常帮助我们理性地选择健康食物的神经元或者说脑细胞被挪去记忆数字了。于是，我们变得忠于本能冲动，脑海里不由得冒出了“嗯，那就选巧克力蛋糕”的想法。

确定轻重缓急的实际做法

现在看来，凯特的当务之急就是要在埋头做事之前弄清自己真正想做的事情到底是什么。也就是说，理清事情的轻重缓急才是最优先的事项！于是，凯特决定每天早上都花 10 分钟的时间想清楚处理事情的顺序，并对每件事的最终结果做出预测。

凯特严格贯彻了这个做法，她在日记中会写清这 10 分钟内所做的安排。确定事情的轻重缓急其实有许多种方法，凯特发现，在脑海中将所有事项预先设想好，列一张清单对她来说比较有用。接着，她会甄选出其中的几个作为当日需处理的重点事项。再然后，她微微合眼，设想自己完成每件重点事项后的所见、所闻、所想，在这个过程中，她便和这些任务在神经学层面上建立了牢固的联系，甚至还可以大致推测完成每项任务需要的时长。做到心中有数后，凯特就可以凭直觉对各个任务以最优顺序做排列，而不必当天完成无法完成的所有事项，选择将一些事项延后到第二天或以后去完成。

如果刚开始你并不了解分清事情轻重缓急的重要性，那也没关系。斯图尔特教练建议以两周为一个周期进行尝试。选择一种行之有效的策略，以对待科学实验的态度认真尝试。在这个过程中，不要自说自话地做任何调整和妥协，仔细体会这种策略对自身是否有效。两周之后，对进展情况和可以改进之处做评估，根据评估结果确定新的参数，同样以两周为一个周期开始新的尝试。

新的事态

凯特接起另一位客户的电话后，又开始感到不安，在通话过程中，她得知了之前未曾听闻的新情况。这样的情况时有发生：想象一下你的老板或同事向你交代了一些新的事情，在现实的冲击下，你全身上下不由得打了个激灵，你不由得对这些新事情在意了起来。其实，在这个过程中，你体内有一种重要的化学物质正在起作用，关于这个问题稍后再议。先看看大脑中哪片区域正在受刺激。

新鲜刺激的影响

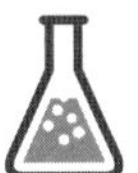

在受到足够新鲜的刺激时，一个人的前额皮层会被彻底唤醒，其运作速度也会大幅提高。对此，一位名叫马库斯·赖希勒（Marcus Raichle）的神经学家进行了数个实验来探究其中的奥秘。他给被试布置了一项任务，要求他们为眼前所给出的名词配上合适的动词。在接受任务之初，被试的额叶血流量达到了最高水平，这表明该部位进行了很多活动；而在之后执行同样任务时，额叶的血流量明显下降，也就是说额叶在后续过程中的参与度非常低。再然后，被试又被布置了一项稍稍有别于第一项任务的新任务。此时，额叶的血流量再次增加，但未达到最初的水平。

总结：人在接受新鲜事物时，额叶会发挥相关的功能。人更容易记住新鲜事物，对接受新鲜事物的参与度更高。

人在应对新鲜事物时，额叶会处于紧绷状态。这时则需要将其他事项尽可能地简化，减轻这些事项对自身造成的压力，否则人就会陷入前文所述那种不堪重负的状态，做任何事情都会感到举步维艰。在凯特的认知中，她将所有事情都合并在了一块儿，而这样做并无益于大脑处理新信息。无论面对何种形式的新信息，最好的办法便是将其继续拆分为更为细化的信息。完成这个步骤后，你便可以更清楚地认识这一新信息的本质，并将其和你原本熟悉的事物联系到一起。如果你不想在新事物上消耗过多的脑力，那么不如试一下这个方法吧，因为它对额

叶能量的消耗不如直接应对新鲜事物时那样大。

举个例子，当有人要求你构思发表文章的内容时，如果你以前从未发表过文章，那为了满足这一要求，你的额叶将进入高速运作状态。这本来也不是什么大不了的事，但是如果你同时还要考虑怎么写各种各样的报告、安排参加会议的人员和下个月去度假的事情，大脑就会很容易变得不堪重负了。在这种情况下，最好的应对办法就是将“推特”平台这件新鲜事物和你所熟知的“领英”平台联系起来，毕竟这两个社交平台颇有相似之处。人们在面对新鲜事物时，心里不免会打鼓，自然而然就会去寻找可以联系起来的熟知事物。例如，凯特现在碰到这样的问题时，会不自觉地想：我这么熟悉领英，那么推特也八九不离十吧？

一心多用还是专心致志

一心多用的做事方法在当今社会屡见不鲜。以凯特为例，她在工作场合、家里，甚至在床上休息消遣时，几乎都不会老老实实地专心做一件事。从过去著名的黑莓手机到现在的苹果手机，技术的发展一直在诱使人们一心多用。在办公室里边打电话边回邮件这种行为对凯特来说根本就是常规操作罢了。现在，她甚至练就了边跟母亲通电话、边做饭、边在笔记本电脑上刷脸书，还在手机上查阅工作邮件的“绝活”。同时，一旁的电视还在播放着令人放松的节目，她认为这能帮助自己“放空心灵”。如果一直这样持续下去，不出什么事才怪呢！

即将播出
《猫咪国度》
我要让一心多用的做法与我永世相随
SP

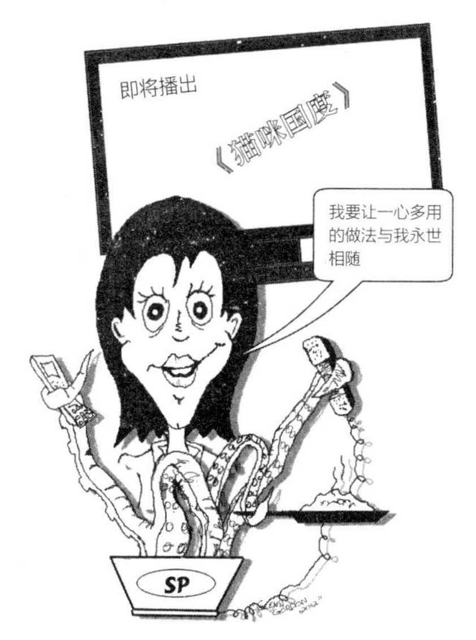

前额皮层每次只能处理一条信息，就好比一位称职的乐队指挥，同时只能专注于一首乐曲。指挥从不会在指挥完一段乐曲的某一个小节后，接着指挥另一段乐曲的八个小节。当指挥决定演奏另一段乐曲时，所有演奏者都只得放下各自手中的乐器，在曲谱上找到该乐曲的位置，再拿起乐器开始演奏。这个切换的过程会浪费很多时间、消耗大量精力。同样，如果指挥企图同时练习两段乐曲来节省时间，肯定会使局面变得一团糟——每段乐曲势必会有几个小节被遗漏，让人不明所以。最终导致的结果是这两段乐曲都不能被很好地演奏，演奏者在整个过程中也是疲于应付。以上这个例子正是凯特一心多用时发生的情况——她只不过是草草扫视了邮件，而且听漏了客户在电话里所说的一些事情。就结果而言，她消耗了大量宝贵的体力，使自己变得筋疲力尽。

一心多用——也许是你工作效率的大敌

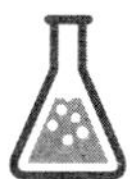

数学心理学教授戴维·迈耶（David Meyer）曾召集了一群年轻人，测试他们在做不同事情时进行快速切换

会发生的情况。具体的实验项目包括解数学题和识别图形。与做完一项再接着做另一项相比，当他们不得不在两者之间切换时，准确度和速度都会降低。其中一些人在一心两用的情况下完成任务的时间多出了50%。放在现实中试想一下，一个人工作12个小时，却只能与另一个工作8小时的人取得相同的结果，而且前者犯的错误还更多，也不及后者那样有条有理。对此，有人认为："一心多用的做事方法不仅影响了一个人完成任务的速度和准确度，而且对流畅度和条理性也产生了很大的负面影响。"

所以，工作中最好还是老老实实地专注于一件事上，这样才能提高做事的效率和有效性，生产力也会更强，实际效果远胜过一心多用。

开会就专心开会

常有公司职工对我诉苦："又想开好每一场会，又想处理好接二连三的邮件，压力太大。"各种各样的会议和电子邮件实在是太多了。一般开了一整天会之后，职场人士会发现邮箱里积压着数百封待处理的电子邮件，简直让人喘不过气来，难道真的每天要工作18个小时才能完成工作吗？

这样的问题仅从管理策略的维度上考虑是解决不了的。这需要公司内部从整体上对公司文化和工作方式进行转变——没事少发邮件、少开会，哪来这么多杂七杂八的工作要做啊。有些公司看到我这么说可能会无法赞同，但这些公司真希望自己宝贵的员工为了工作，把自己的亲人和朋友丢在一边、不管不顾吗，非得把他们弄得精疲力竭、烦躁不堪才罢休吗？他们要是被工作折磨得心脏病发作怎么办？我们必须记住，生命中还有很多比工作更重要的东西。

一味让员工加班加点工作的公司，对员工的身心健康没有半点尊重。

大脑的可塑性

迈克尔·梅曾尼奇（Michael Merzenich）是一位神经可塑性的研究者，而神经可塑性可能是切片面包问世以来最值得玩味的东西了。本书第 3 章会对此进行更深入的讨论。目前对凯特来说，她要知道自己的大脑是可以改变的，而且实际上已经发生了改变。

凯特从小练习弹钢琴，到现在已然成了一位优雅、有气质的钢琴演奏者了。不过她并非天生如此。当她还是个孩子的时候，她在练琴时仿佛用上了整个上半身的力气，脸部表情也是紧绷的，手肘和肩膀每敲击一个音键似乎都要抖三抖。在那时，她在演奏每个音符时都要调动大量的神经元，而现在，弹奏时她只动用已经训练有素的神经元就够了。很显然，这样的效率要高得多。

猴子实验

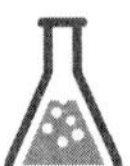

梅曾尼奇以对猴子所做的多项实验而闻名。在其中一项实验中，他训练猴子用一定的力气，在一定时间内触摸旋转中的圆盘，然后奖励猴子一小段香蕉。研究者在实验前后分别对猴子脑部的情况做了图像分析，并发现了一些颇有意思的事实——猴子大脑中特定部位的总面积变大了。该结果不无道理，由于要更频繁地处理任务，大脑中的很多资源都被调用了。此外，在训练的过程中，单个神经元的接受域变得更小也更为精确，只有在指尖上的相应一小部分接触到圆盘时才会起反应。到最后，只有那些被训练出来的起精确反应的神经元才会参与此任务了。

这也正是令人着迷的地方。梅曾尼奇发现，随着这些受过训练的神经元传递信息的效率提高，它们处理信息的速度也随之加快。这意味着我们的思维速度具有可塑性。通过有意识的、有针对性的重复训练，神经元可以在更短的时间内做出反应，也不需要在切换两种动作的过程中休息太久。试想一下，如果你思考的速度能加快，是不是会让自己变得前所未有的强大，做起事来是不是也如有神助呢？此外，神经元反应速度加快后，即便遇到速度较快的沟通交流，其内容也可以更加清晰地被输入大脑，除了让你得以跟上原先难以适应的快节奏外，最终还能形成一个更为强大的脑部网络。你将发现自己记忆事物的能力也就稳步提高了。

有关大脑可塑性的一点我们一定要清楚：在大脑内发生的正向变化只有在实际工作中有意识地加以关注才能够长期维持。所以，如果凯特想要长久地保持这样快速的思维反应能力和良好的记忆力，就需要有意识地要求自己“一步一个脚印”。只要付诸实践，这点相对来说比较容易做到。一个人若是能严格地秉持这种做事的态度，那么在开会的时候就不会走神，在朋友说话时也能全神贯注地聆听，观看重要比赛时也不会漏掉任何细节——此时，你的注意力正全部集中在眼下发生的事情上，你处于一种全情投入的状态。你现在可能会想起以前在注意力相对没那么集中的状态下，自己经常会记不牢所阅读到的文字内容。这是因为你当时可能同时还在考虑午餐吃什么、周末干什么之类的无关紧要的事情，或者想着接下来还要继续看另一份重要文件等，精力处于分散状态。上述便是有意识地集中注意力和无意识地走马观花般做事之间的区别。

大脑有一定的灵活机动能力

凯特开始犯嘀咕：人的注意力到底能不能在不同事物间快速切换？斯图尔特教练则利用这个机会在凯特的大脑内建立起了对她来说最行之有效的做事准则，只要凯特能心悦诚服地照单全收，便能见效。

人的大脑能够以稳定的方式持续进行一系列心理活动，如阅读电子邮件。在一段时间内如果只做这一件事，人们一定能做好。然后，它可以快速切换到另一些活动中去，也同样以稳定的方式进行，如听同事说事情或者打电话。我们将大脑的这一特性称为“动态稳定性”。一个人在一心多用的时候，他的脑力不得不在不同的事情之间快速地来回游移，这个过程会消耗大量的能量。动态稳定性产生作用的方式仍有待进一步的研究，但它一般会被认为与两种多巴胺（一种神经递质）受体有关。

耗人心力的电子邮件

各大公司都在使用这种耗时、费力的工具。

除了必要的情况之外，不要向别人乱发电子邮件。

周末不要发邮件给别人，以免周一一早邮箱里积满邮件的情况发生。

激发自己的潜能

针对凯特目前的情况，斯图尔特教练意图借鉴曾经的一项特殊实验来激发凯特大脑的潜能，帮助她在变得不堪重负之前能多处理一些事情。斯图尔特知道凯特很想获得晋升，于是他以此作为切入点，匹配到了前人研究中与凯特的现状最相近的研究和应对方法。凯特有时觉得有太多更要紧的事情要做，平时不该约朋友出来玩，或者去剧院看演出、做按摩等自己喜欢的事情来浪费有限的时间。斯图尔特则想让凯特认清，她的问题并不是时间不够用。如下这个实验便是答案。

小鼠生活环境实验

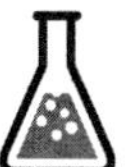

20 世纪 70 年代，一位名叫比尔·格林诺（Bill Greenough）的神经科学家对小鼠及其生活环境进行了数项实验。实验中，一组小鼠分得了一根短稻草独自生活，无事可做；相对而言，另一组小鼠的生活环境则内容丰富得多——有健身轮、梯子可以做运动，还有同类可以互相交流。格林诺称后者“相当于生活在迪士尼乐园”，很快它们的身体状况和社会生活的活跃程度就会远胜前者，达到实验用小鼠所能达到的极限水平。

小鼠们的脑部检查也呈现出非常有意思的结果。对生活环境内容较为丰富的小鼠来说，它们脑部起连接神经元作用的突触数量比另一组多出 25%。小鼠脑部的突触数量越多就说明它们越聪明，能更快地在迷宫实验里找到方向，并且能够更快地记住地标位置。

为减少头脑不堪重负情况的发生，我们既要考虑解决燃眉之急的短期策略，也要考虑能降低问题出现频率的长期策略，这样做十分重要。要想让自己对自身状态的掌控变得更加游刃有余，就必须好好地更新一下大脑运作的方式，这样，日后才能更轻松、快捷地解决问题。

具体行动

凯特决定根据自己在教练课程中的所学所想做出一些改变。

她将所有想改变的事情都列举出来，并以周为单位开始一项一项地尝试。如果在一周时间达不到预期的目的，她就会在第二周继续努力直至有所改观为止，而不会急于开始另一项。她认为，与其将这些事情称作“待做事项”，不如说是“具体行动”来得更有启发性和让人感到振奋。

凯特的具体行动清单

- 早上第一件事就是写晋升报告。但在这个过程中，要彻底免受电子邮件和电话的干扰。
- 定下每天处理电子邮件的时间段：上午 10:00—11:00、下午 2:00—2:30、5:00—5:30。
- 如果在定下的时间段内来不及处理完所有电子邮件，之后再安排其他时间段完成剩余部分。
- 在周日晚或周一早晨确定本周的主要工作重点。
- 每天晚上花 10 分钟时间考虑第二天要优先处理的事项。
- 每天早上都要再次确认前一天晚上制订的计划，确保自己已明确优先事项，并在第一时间将其完成。
- 尝试一次只专注地做一件事情，并将注意力有意识地集中在这件事上。
- 每周去做一次按摩。
- 在两周内严格贯彻列表内所有事项，然后再评估成效。

避免陷入不堪重负状态的小贴士

- 到了晚上就关闭手机中接收电子邮件的功能，让大脑在第二天早上开始工作之前得到充足的休息。

- 优先处理一周内要完成的重大工作事项，然后再处理当天要做的日常工作。若想弄清楚某件事是在前一天晚上还是第二天早上做才比较适合，多做尝试就知道了。
- 电子邮件只在特定时段查阅。
- 不管就眼下还是长远来说，专心致志地做一件事情都大有裨益。
- 自己决定是否要做自己时间的主人。认清自己的主观意愿才是决定如何安排时间的主导因素。
- 自己要深入剖析自己的状况，弄清陷入不堪重负状态的原因并极力避免。

避免陷入不堪重负状态所能带来的好处

- 在不受电子邮件或电话打扰的平静状态下容易想出好主意。
- 能节省以前每次在开始着手新工作时，却不由自主地考虑下一步工作该怎么做所浪费的时间。在完成新工作时也会变得更加专注，因为在你的潜意识里已经准备了一整晚了。
- 在干扰被消除后，做事的效率和效果也会随之得到提高。
- 对自己时间的掌控更为得心应手，对自身主观能动性的认识也相应地得到了提升，从而工作效率和工作质量都能得到提高。

第 2 章

你的海马体还好吗

婕茜比较喜欢私下和斯图尔特教练见面，他们第一次见面已经是一年半以前的事了。半年前，她开始创业，主要为社区诊所提供服务，主要是为了优化病人的就医体验。她认为，有斯图尔特这样一位专业人士指点自己的做事方法、思维方式，对提高做事的有效性大有用处。她每周都要和教练讨论不同的事情。

上周五，婕茜从她经手的一家社区诊所接到一通让人头疼的电话。内容大概就是指导人员的安排上出现了问题——健身教练跑去练舞房，而舞蹈教练却出现在了健身房。不难想象，当穿戴齐整的老年舞者们看到健身教练穿着紧身衣、提着哑铃出现在舞厅时，该是怎样一幅尴尬的画面。同样，另一群穿着宽松的 T 恤和慢跑服的人看到穿着考究的舞蹈教练夫妇过来“指导”自己时，一定也会大吃一惊吧。

尽管这只是工作安排上的一个小疏漏，完全可以一笑置之。但事实上，这只是婕茜工作状态出现问题的冰山一角罢了。婕茜会忘记出席会议，记不清自己做没做过一些事情，于是她开始担心自己是不是终有一天要闯大祸。她的助理半开玩笑地拿健身教练的事调侃了她一下，她却失态地朝助理大发雷霆。从前那种认为自己不够优秀的感觉又如潮水般席卷婕茜的心头。稍微缓了一会儿后，她重振精神与另一位顾客谈论业务。在这个过程中，健身教练的事却在她的脑海中挥之不去，她再次对自己工作能力的不足备感懊恼。

她突然间有一种流年不利、霉运缠身的感觉。好巧不巧，她患上了感冒且持续已近两周，睡眠状态也不太正常，脖子和肩膀也整天处于酸痛状态。她发现自己很难静下心来专心做事，也很难理解别人对她说的事，就好像她的思考速度减缓了一半似的。她满脑子只有回家穿上睡衣看《老友记》（*Friends*）的念头，要么就是去一个温暖的地方舒舒服服地度个假。但这种想法是不现实的。

情况分析

斯图尔特对婕茜自述的情况重点总结如下：

- 浑身上下充斥着难以名状的不安感；
- 精神紧张；
- 两腿像灌了铅一样沉，脖子、肩膀酸痛；
- 感冒持续时间比以往久；
- 总犯低级错误；
- 和助手撕破脸；

- 曾经的不良体验再次重现；
- 不得不靠强逞精神来继续工作；
- 思考的速度减半；
- 在提及健身教练的那次工作失误时，所有负面情绪再次涌现；
- 想窝在家里看《老友记》。

本章内容能指导你从根源上减轻压力，而不只是做表面功夫。我相信在学会释放压力后，你一定能在学习和工作中打开新的局面，避免恶性循环，调动自己的主观能动性，做自己的主人。

压力：永远的罪魁祸首

斯图尔特认为，婕茜现在最迫切的需要就是想办法降低过高的压力水平。压力分为好几种，分别由各种不同的因素所导致。在本章，我们着重分析情绪压力和心理压力。颇值得玩味的是，一个人受到的情绪压力可能会引起心理压力。你做起来觉得有意思的事情，对你同事来说可能就大相径庭了。这是因为我们每个人对事物的处理方式各异，我们习惯于根据过往的经验对相同事物分别赋予不同的含义。

婕茜发现自己派错人后，便把这次失误看得特别严重，所以一直耿耿于怀。如果换作另一个人，他可能就只会觉得这是个颇有意思的误会罢了。对婕茜来说，工作出现纰漏无异于失败，自己有愧疚感不说，还会给他人造成困扰。在这样的思想漩涡中，婕茜的身体很自然地就会释放出不良的化学物质并流淌到她的血液中。从本质上说，她产生了一种受到威胁的感觉。在穴居人时代，原始人的生命安全可能会受到来自老虎或野熊的威胁；而时至今日，受到威胁的却往往是一个人的地位或身份。在这样的状态下，婕茜体内的化学物质先是提高了她的血糖水平，从而提供更多的能量；然后抑制了她的免疫系统，然而在受到威胁的时候这是不必要的；还加快了体内脂肪、蛋白质和碳水化合物的代谢。这些化学物质对压力的缓解作用颇大，对维持身体内部平衡也是不可或缺的。但是，如果一个人长时间处于慢性压力的状态下，上述这些物质就会对身体造成损伤。

了解压力的成因

婕茜之所以总感到压力与自己如影随形，是因为她正处在一种叫作“恒定负荷失衡”的状态下。若一个人长期承受压力，就会发生这种情况。在前文中我们说到，当我们的身体由于某种原因陷入失衡状态时，身体中的某几项机制就会开始发挥作用，试图使身体恢复平衡。“恒定负荷失衡”便是人体应对压力而产生的适应性反应。在压力较小的情况下，我们的记忆力就会提高；但是在压力较大或长期处于压力的情况下，记忆力则会下降。“恒定负荷失衡”的程度如果较为严重，也会影响一个人的心情、情绪和行为，对问题的看法也会变得狭隘。上述分析针对的都是影响婕茜日常生活体验的主要因素。

当一个人承受着慢性压力的时候，其对待周围人的态度往往不会太友好。到最后，挥之不去的压力对人的学习、人际关系和工作成果造成了很大的阻力。有一种说法是，很多人其实都长期处于较大的压力之中。你可能也有因为压力而导致工作效率降低的经历，或者曾经也怕出现自己解决不了的事态。与你一起工作的同事也许也会出现慢性压力的症状。不管怎么说，解决问题的第一步就是要认识这个问题。

慢性压力表现出来的症状如下：

- 难以集中注意力；
- 脾气暴躁；
- 常处于紧张或焦虑的状态；
- 遇事难以做出决定，优柔寡断；
- 难以入睡、失眠；
- 抑郁；
- 食欲不振；
- 长期处于不良健康状态；
- 肌肉紧张；
- 胃部不适。

一个人如果连续几天都体验到上述症状，就要采取相应的应对措施了。

在遇到压力源时，身体健康的人体内正常的化学平衡就会被破坏，身体开始对压力做出反应。而压力源则因人而异。以婕茜的同事朱迪思为例，似乎没有什么事情可以对她产生不良影响。不管是供应商朝她大喊大叫，还是客户对她刻薄无礼，她都像丝毫不为之所动似的。反观婕茜，似乎一些很小的事情就能让她备感压力——当一个人长期处于压力之下时，就会发生这种情况。他们难以用正常的方式处理事情，而且通常都处于高度戒备状态。这样一来，即使他们想恢复正常状态，也没有充足的时间或资源来这样做。

免疫系统科学

研究表明，慢性压力会使人体产生一种被称为“降钙素基因相关肽”的蛋白质。该蛋白质阻碍免疫细胞发挥作用。在免疫细胞中，比较重要的一种被称为“朗格汉斯细胞”，其作用是捕获传染源，并将其交付给淋巴细胞进行杀灭。降钙素基因相关肽则会附在朗格汉斯细胞表面，使其无法捕获感染源，导致人体更易受到感染。

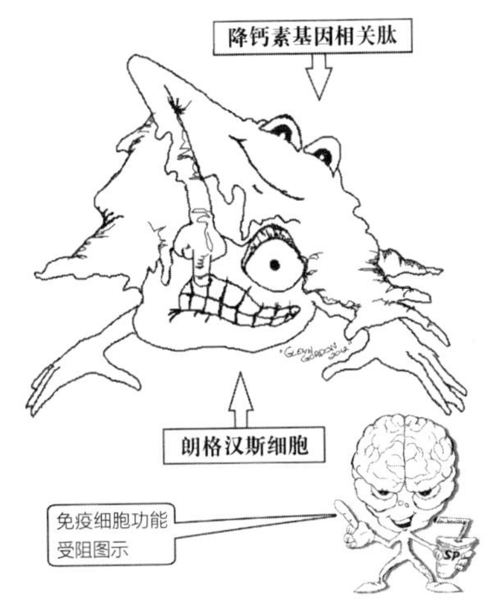

曾有知名科学家断言，几乎所有重大疾病都与慢性压力有关。

这不是什么很难得出的结论：人生了病就会落下很多工作，心里一直有块石头压着，于是恶性循环便周而复始、愈演愈烈。这就是我们要积极应对慢性压力的原因。

亿滋国际的做法

我最近有幸与“突触电位神经管理计划”团队一道前往著名休闲食品公司亿滋国际学习。负责人带我参观了吉百利门店的员工区，结果我们发现那里的员工因看到有访客到来而有些紧张，为了防止员工产生更大压力，负责人很快就带着我离开了。可见，亿滋国际是把员工的身心健康和工作表现放在第一位的。

亿滋国际当时已开设了自己的网络大学，这让我感到印象深刻。在听到我的一番介绍后，他们公司认识到，以科学研究为基础的数字内容能增强员工应对压力的能力。他们很快了解了应对一时压力和建立持久的抗压能力之间的区别。很遗憾，现在有很多公司把这两件事混为一谈。

总之，先试着为员工举办一场为期半天的压力管理研习班多少是有点作用的。但要想取得真实、可持续的成效，那就得采取其他更彻底的方法。这种方法的成本不一定有多高，但它必须保证以尊重员工工作的方式进行。

预测事态和压力的关系

为帮助婕茜减轻压力，斯图尔特教练又在应对策略中引入了一个全新的关键概念。现代人十分重视安全感：做事喜欢预先制订计划和做安排，对事态的发展也追求了如指掌。诚然，对事态的预测带给人们的安全感确实非常重要，但现在有很多工作常使人陷入不安全感之中。有些人往往对自己没有明确的定位，不知道自己该如何表现才能回应他人对自己的期望。他们并不知道如何做一个老板眼中的好员工，也不了解同事是怎么看待自己的。他们如果在没有提前被告知的情况下被分派新工作，就会感到极度不安。其实，这样的情况本是可以避免的，既然有一些交代事情和沟通的方法会引发人的压力应激反应，那势必就有可以规避这些反应的其他方式存在。企业只要对员工在领导和管理方面得当，就能通过很多途径实现这一目标。

不过，对于企业家本人来说，想要做到对事态的预测就只能靠自己了。例如，婕茜自己就是老板，所以她只能自己给自己安全感了。商界本就是一个风云莫测的地方，改变和调整层出不穷。既然改变不了这个行业的客观现状，那就需要在其他方面建立能够预测事态的安全感了。斯图尔特教练为婕茜提出了以下建议。

- 每月只在特定的日期才进行财会核算、回收财务汇总表。这样做会使婕茜清晰地了解公司财务状况。
- 每个月都用一天的时间和员工一起进行头脑风暴，讨论下个月的新闻稿，以及推特、博客等平台发布的内容。这样做有利于按时完成任务，还能使婕茜的负担减轻。
- 每隔两个月单独约谈每位员工，并就工作方面对其进行指导，让其明确自己的定位以期发挥更大的作用。希望这样的做法可以让很多不好的势头被扼杀在摇篮中。

婕茜渐渐开始明白，过去自己之所以会感到烦躁是因为她的大脑认定受到了威胁，而这恰恰加剧了压力。她在产生愧疚情绪时，杏仁核（“情绪脑”的一部分）就做出了反应。除了愧疚感之外，羞耻感、嫉妒、悲伤、绝望和仇恨都是人们身处社会时能感受到的微妙情感，它们都由脑岛（“情绪脑”的另一部分）负责处理。在研究人的情感领域中，伟大的思想领袖安东尼奥·达马西奥（Antonio Damasio）认为，脑岛的作用是联系人体的感觉与情感。加州大学洛杉矶分校艾森伯格的研究支持了这一观点。在感到愧疚时，婕茜的神经中的疼痛回路会被激活，从而躯体上也会感受到疼痛。

在没有安全感时，婕茜的身体就会感到不适。当她因犯错而产生愧疚感时，她的身体就会产生疼痛感。这样的关联对很多人来说是陌生的，但前沿科学的相关研究却对此做了佐证。现在，婕茜知道，要想免受这样的痛苦，她可以自己发掘一些让自己获得安全感并且自己可以掌控的事情。在做这些事的时候，她的思维也会更富有创造力和灵活性，常能灵光乍现。实际上，由于压力得以缓解，婕茜已渐渐能感觉到自己有信心更多地经历这种良好的体验了。

在自己身上找出路

那么现在婕茜要不要靠做运动来进一步减轻压力呢？她以前听说过运动有助于减轻压力，大多数人也普遍认为运动“绝对有帮助”。然而，事实上，科学结论普及度太高也并非一定是好事——运动的确有助于减轻压力，但也会有一定的副作用，如以下研究所示。

运动有时会使压力不减反增

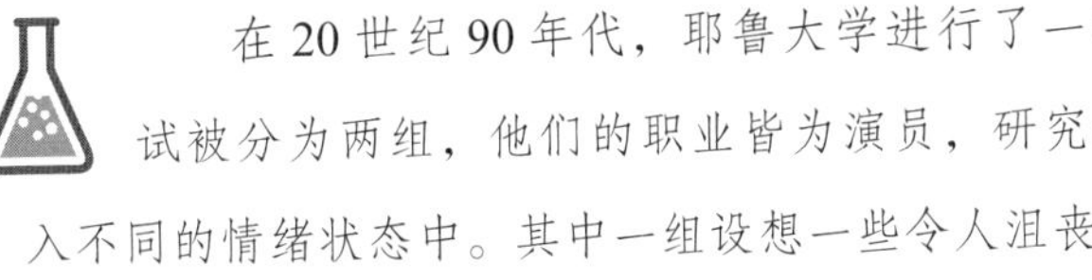

在 20 世纪 90 年代，耶鲁大学进行了一项研究。被试被分为两组，他们的职业皆为演员，研究者让他们陷入不同的情绪状态中。其中一组设想一些令人沮丧和不安的事情，让自己愤怒；另一组则保持冷静与平和的心态。然后，研究者测量两组被试的心率、血压和呼吸情况。

接着，研究者要求每组被试进行各种各样的低强度运动，像爬楼梯之类的。经测量，处于愤怒状态下的被试的健康指数较不理想；而心态平和的那组被试在经过锻炼后变得更健康。大多数人都认为运动对减轻压力有好处，但是事实证明，运动时人的心境如何才是至关重要的因素。这不是说在生气的时候，抡两拍壁球就不能解气；而是从生理学的角度考量的话，调整好心态运动起来才能获得最大的收益。

那么，一个人究竟处于怎样的心态下运动起来才比较有益呢？表 2-1 列出了一些陈旧思维模式的改变方法。

表 2-1　陈旧思维模式的改变方法

旧的思维模式	新的思维模式
客户的单子给了其他公司做	冷静思考如何完善今后的工作，争取下次拿出更好的提案
由于老板没有提拔自己而感到生气	对眼下所得到的一切常怀感恩之情，知足者常乐（这不一定仅针对工作）
觉得同事都又懒又蠢，帮这些人收拾烂摊子让人身心俱疲	思考为了激发同事潜力自己应该如何提高自己的能力
挫败感总是挥之不去	客观地列出上周已取得的成功，然后继续列出三项有助于让自己获得更大成功的措施

不管出于何种原因，改变初始的心境都是我们的首选。在良好的状态下，人的生活与工作便会有新的可能性，其思考能力能得到提高，身体能够向血液中释放更多有用的化学物质，对他人也能产生积极影响。有的人自有方法调节心境；而另外一些人却苦苦挣扎、不得其法。转变思想和调整状态的能力是可以提高的。下面我们将研究如何通过运用各种方法做到这一点，以下是一些经典的实用技巧。

- 转移注意力：将注意力从当前事物转移到另一处完全不同的事物上，或同一事物的其他方面。例如，客户给你打电话反映了很多问题。这时，你就可以通过重点关注客户所肯定的方面，或其他客户提出的正面反馈来转移注意力。通常，在解决客户的负面反馈后，转移注意力的效果最好。转移注意力的要点就在于关注眼下情况的全貌或其中的一个方面。

- 改变看待事物的角度：如能换一种角度看待同一件事物，通常就会有所改观。例如，你看到一张熟人的照片，如果多想想他好的地方，就会觉得他还不错，反之亦然。在工作中，改变看待自己和他人的角度是一种难能可贵的能力。
- 重新审视：对以前已赋予明确意义的事物重新下定义。人们常会觉得要给旧事物下新定义困难重重，因为人在某种程度上都会讨厌做出改变。然而，人们对事物起初的判断却往往是不正确的。就以前面看熟人照片这件事为例，你对这个人的评价完全是来自于记忆和这个人对你造成的影响，现在这个人到底变成了什么样的人你可能根本无从得知。

请经常试着换种角度看待事情吧。不要受到世人普遍的看法的影响，用自己的双眼去观察，这样可以助你在许多不同情况下脱颖而出、使自己增值。当有个同事被周围人一致认为是传闲话的人时，你可以问大家这样一个问题：为什么这个同事总是要搬弄是非呢？这样也许就能让大家换一种角度看待问题。提出问题的作用比你预想的要大，所以不要害怕，多张口问问吧。

消极的暗示

婕茜在与另一位客户谈合作时，对方在不经意间又提到了健身教练的事。这时，婕茜已经压抑了很久的负面情绪一下子又涌现出来。该现象称作“锚定效应”，第 3 章在讲本的事情时，将进一步讨论该机制。

致命的关联性

俄罗斯的研究人员曾对小鼠展开了实验，并以此向世人展示了关联性对生物的巨大影响。他们让小鼠摄取一种以糖精（一种人造甜味剂）调味的免疫抑制药物。该药物的副作用会使小鼠感到不适。实验人员在多次让小鼠摄入该调味药物后便停止给药，只给它们摄入糖精。有趣的事情发生了：老鼠在摄入糖精后，仍然表现出原先不适的症状，这证明小鼠已将糖精的味道与不适症状关联了起来。许多小鼠甚至在继续摄入糖精后由于躯体不适而死亡。实验得出结论：小鼠的心理因素削弱其免疫系统，进而使它们的正常免疫系统出现了不正常的病变反应。

斯图尔特教练希望婕茜能解开将不良心态与健身教练事件联系起来的心结，因为每次婕茜对某事感到不快时，都会对她的身心产生影响。对一件不好的事情，我们最开始都会感到不好受，这样的情感通常也代表着一种积极的意愿——吃一堑长一智，下次注意不要再犯。不过，往后就不应该再无端地体验这种不良情感了，我们应该努力摆脱它，毕竟这样的情感会引发负面作用。这只是千千万万种情况中的一个罢了，我们每天都会经历一些事情，并将自身的情感体验与其关联起来。在大多数情况下，这个过程是在不知不觉中发生的。

排解压力，回归正常状态

婕茜诉说完一天的遭遇后表示希望回家穿着睡衣看《老友记》。对她来说，这是一项她所熟悉的放松保留项目。我们大多数人都会有一两项这样的活动，你大概也知道自己的朋友和同事在这种时候会做点什么事情。让我们分析看看，此时大脑内部正在发生的事情吧。

紧张状态下的“海马体”

海马体的外形类似于海马，它位于大脑的中央。多年以前，科学家们对动物进行了实验，在实验过程中，科学家观察了动物在海马体受损后的表现。海马体因参与记忆编码而为世人所知。

实验人员先让动物对周围环境进行了探索，然后对它们的海马体进行了辐射。在被放回原先的环境后，动物们似乎只是原地不动罢了，它们之前可是十分热衷于四处探索的，现在似乎失去了好奇心。

海马体有应对新情况和新事物的功能。当海马体被破坏后，动物便对新鲜事物失去了兴趣。这就是我们在承受很大压力时只想躲到安全场所的原因。

海马体的作用

在情绪爆发或处于慢性压力下的时候，人体内会释放出糖皮质激素（一种类固醇激素）。该激素会对海马体中的神经元产生破坏作用。当婕茜感到有压力时，她就只想着做一些自己熟悉的放松活动；还有一部分人在这种情况下可能只想做一些日常会做的事来排解压力。但很可惜，对于这些人来说，做这些事反而只会徒增压力。换言之，这些人规避压力的方式反而会继续对其造成压力。应对压力的关键是要从根本上解决引发慢性压力的事情。

吃饱后不如去跳个伞吧？
冲浪也行！
或者去玩滑翔吧。
真想知道今晚电视上会播什么节目。

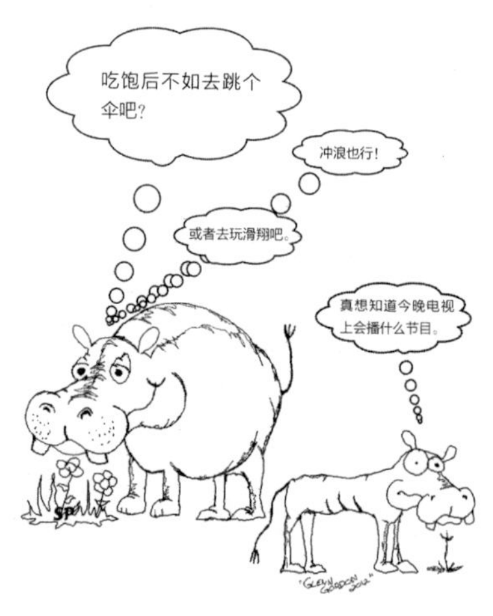

海马体内同时也发生了一些正向的变化——生成新的神经元，该过程也被称为“神经再生”。这样的正向变化也会在大脑和身体的其他部位发生，只不过在海马体内更明显。也就是说，如果我们能利用一些新颖的事物刺激海马体，那么它就会变得更加充盈和健康。有趣的是，最近的一项研究表明，某种抗抑郁药要持

续服用一个月左右才会改善患者的心境，这恰巧是神经再生所需的时长。

婕茜开始意识到，自己所经历的感受其实是人之常情。而她曾经认为，创业者应该永远保持旺盛的生命力，一直富有冒险精神。但是她觉得自己做不到这点，于是就怀疑自己究竟是不是合格的创业者。现在，她知道，根据自己所面对的压力水平，想躲回家里休息是正常的想法。她还认识到，只要做一些新的事情来刺激一下海马体便能让自己的情况有所改观。

镜像神经元

在进一步指导婕茜的过程中，斯图尔特教练发现她很愿意将自己的主观感受全盘托出，让听者有据可循地发现一些问题。意大利的实验人员在一次不相关的实验中偶然发现了“镜像神经元”的存在：在午休时间，一位研究员边吃着冰淇淋边走进实验室，结果发现实验室里猴子大脑的反应就像它自己在吃似的。这一发现非比寻常，因为在从前，研究者一般认为人的神经元只有在本人经历某事时才会被激发。而事实证明，猴子和人类都可以对周围发生的事情做出反应，就像自身亲历一般。

婕茜的助理毫无恶意地重新提起了婕茜当时的失误，却被劈头盖脸地训斥了几句。当时助理的所思所想我们不得而知，可能她会觉得：为什么我的领导反应会这么大？现在，通过上述理论，我们大可以做出以下推断：婕茜大脑中的镜像神经元在接收到来自助理的提醒后，认为自己不够优秀的自卑感再次涌上了心头。虽然事实并非如此，但在巨大的压力之下，婕茜记忆角落里的不良情感还是鬼使神差般重新被唤醒。

对一些人来说，他们在工作中完全可以敞开心扉和同事多进行交流和分享。就以婕茜为例，她完全可以和助手聊聊自己的工作压力，问问她，到底是不是自己做得还不够好。但是实际上，人们常常会觉得，这些事情使他们难以启齿。婕茜可能觉得，如果她把自己的想法告诉了同事，可能就会被当作一个软弱、无能或做事太用力的人——这些属性都和她所处的工作环境格格不入。但很遗憾的是，和旁人交流往往对自身是很有帮助的，尤其是对女性朋友而言。在交谈的过程中，女性会更深入地思考问题，更清晰地理清自己想法的脉络，在吐露心曲后，心中的重担便会显得不像之前那么有挑战性了，消极的情感也会烟消云散。而男性朋友却更适合把事情藏在心里，独自承受，把事情说出来反而会让自己分心。

在应对压力的时候，人体会释放肾上腺素和皮质醇，同时血压升高，让人准备好战斗或逃跑。而男性和女性的具体反应又有所不同。此时，男性会变得烦躁不安，激素是在战斗或逃跑时被释放出来的。从进化学的角度来看，男性的大脑在应对问题时会变得非常聚焦，处理问题的方式也是线性的。这种以目标为导向的直接行动可以帮助男性消耗掉过量的肾上腺素。而面对相同的情况时，女性的大脑却会去回忆具体情况的细节，想将其倾吐出来。她们的大脑会释放出催产素和五羟色胺。五羟色胺有使人镇定的作用，而催产素可促使女性与他人亲近、排解孤独感。

如何改善

我们现在看看如何配合大脑来改善身心情况。就以婕茜的情况为例，她应该如何摆脱承受长期压力的循环和严重的“恒定负荷失衡”状态？

我们首先要明确的是，某些事情是怎样让婕茜备感压力和痛苦的。我们将探究婕茜在特定时间感受到压力的决定性因素。而朱迪思在相同情况下却似乎并没有受到任何影响。其中很重要的一点就是婕茜如何给事情贴上标签。举个例子，在食堂卖完婕茜最喜欢的麦片时，她就会产生诸如“干什么都不顺心”或“全世界都在针对我”之类的想法；而当她从停车场走向办公室这段路踩到水坑时，往往会抱怨说：“为什么受伤的总是我？”

每当婕茜在工作中犯了错误时，她便会不由自主地觉得旁人在时刻等着她出丑，甚至认为她不配拥有这份事业，私下里议论她成功创业并发展至今纯粹是运气好罢了。婕茜会想，是不是终有一天旁人会看清自己的本质，然后便不再把自己当回事了。这种想法虽然极端，但不幸的是，很多人或多或少都有过。总有些人对自己的聪明才智、外表容貌或个性品格没什么自信。

理查德·布兰森（Richard Branson）的事例证明了人是能够通过自身努力摆脱他人看法的。理查德从小患有诵读困难症，他的校园生活无异于一场噩梦。在学校里，老师一而再再而三地要求他做那些让他感到极度困难又容易陷入尴尬境地的事情。虽然老师们的出发点是好的，但在某种程度上却可能限制了理查德的未来发展，使他低估了自己的能力。学校校长曾对他说："我觉得你以后不是被抓起来就是会发财。"然而，理查德选择将不愉快的人生经历当作促使自己砥砺前行的动力。他的老师曾对他说："你不怎么聪明，如果你不认真学我教你的这些知识，以后你将一事无成。"也许，不服输的理查德在听到这种话的时候，他的斗志反而被激起了。

几乎每个人都有先入为主地给事物贴标签的倾向。一位教练优秀与否就看他是否能发现学员身上的这种倾向，并帮助学员认清这一点，以便在这种倾向造成不良后果时使其能有意识地改变它。在人的一生中，没有什么心理上的认知倾向是不能改变的。借助神经的可塑性，我们完全可以改变很多心理因素，将自己从心灵枷锁中解脱出来，得到自己想要的结果。

想要彻底改变这种倾向，我们需要一定的时间。不过，这个转变的过程可能在一夜之间就会发生。例如，当某人获得了梦寐以求的工作时，就会一下子对自己的看法有所改观。但我们主要还是要努力改变对自身的看法才行。

婕茜可以通过如下三个简单的步骤改善现状。

- 要多看事情中好的方面。例如，不要觉得"全世界都在针对我"，要多想"能躲过一劫自己很幸运"。
- 在这种积极的心态下，多留心日常生活中发生的幸运之事。例如，可能有一天，婕茜停完车后，在步行去餐厅的这段路上恰巧雨停了，过会儿开大会时她的发型就不会因为被雨淋而变乱。或者，在电脑崩溃之前恰巧保存了工作进度，躲过一劫。

- 在两到四周的时间内，若能一直保持这样的处世态度，这种积极的心理便能彻底成为一种常态。积极心理的范围甚至还会进一步延伸——你会觉得“大家都觉得我看事情能看到好的一面”“大家都喜欢和我在一起”。

积极心态的养成，要从简单的“侥幸心理”做起。一旦习惯了这样的思维模式，积极因素便能在更大的范围里得到体现，对自身起到的正面影响也会愈发显著。

从天而降的鸟粪

在我们给事情下定义、贴标签的时候，不可自欺欺人，但也要学会多看看事情好的一面。例如，最近有一天，我和母亲、爱人一起在伯明翰市中心逛街，我们买完东西后正准备开车去哈伯恩一家还不错的酒吧坐坐。正走着，突然“祸从天降”，一坨鸟屎正中我的头顶。我当时不怒反笑，还笑出了眼泪。那时，我的爱人正在超市里买水，后来他看到我和母亲在那里咯咯笑时，一脸莫名其妙。于是，我边笑边断断续续地把被鸟屎砸中的事情告诉了他。我想问各位读者：设身处地地想一想，你要是碰到与我一样的情况会做出怎样的反应呢？

我也可以深觉尴尬，甚至狠狠地朝鸟大光其火。我想到一会儿还要去酒吧，现在却发型不整，于是好生失望，觉得自己实在是时运不济，而且说实话，我内心深处的确觉得鸟屎挺恶心的。但总体而言，我认为这是一次值得今后玩味的生活小插曲。借助这次经历，我学会了推己及人地反思，验证了用不同的心态应对相同的事情会带来怎样不同的效果。是选择苦大仇深还是一笑置之促进脑内内啡肽的分泌，这全取决于自己。

缺乏掌控感的坏处

当一个人觉得自己对外界极度缺乏掌控感时，便会深陷在压力之中。婕茜之前就是无法克制自己认为同事对她颇有微词的想法。她虽然发自内心地想去度个假，却觉得作为企业老板应当坚守阵地，成为推动业务发展的主心骨。已有许多不同的事例证明，像婕茜体会到的这种无助感是导致一个人担惊受怕、自我怀疑、做事偏离主题的原因所在。上述这些精神状态非常消耗体能，因此一个人也就很难清晰地分析出陷入这种状态的原因了，在工作中也自然会遇到诸多不顺。相反，能让一切尽在掌控中的人遇事往往会叩问自己的内心，解决问题的专注度也自然高人一筹，他们清楚自己下一步要做什么、会有怎样的成效，以及能从中吸取怎样的经验教训。

如何应对压力

几种应对压力的良方如下所示。

认清状态，描述状态

认清自己当下的心理状态和精神状态，客观地用几个字对其予以描述，这对一个人有意识地从其中抽离出来非常有用。很多相关的科学实验结论也揭示出，这样的做法是摆脱不良心境非常重要的第一步。

变换角度

换一种角度看待相同的事物，我们可能就会有截然不同的感受。而这种转换可以在事物发展的不同阶段以各种各样的形式进行。例如，婕茜本来常常觉得客户往往不顾她的感受，随意处置她的时间，她在工作中就像个提线木偶一样毫无选择的权利。其实，婕茜完全不必将这些客户与自己彻底划清界限。如果能用一种人文关怀的方式展开工作，客户可能就会更加从心底认同自己。婕茜若真心想为客户提供良好的服务，就要先把其他重要的事情都处理好，如放假安排、其他客户和员工管理等。要想学会换角度看待问题，就一定要让自己处于一种心无旁骛、没有后顾之忧的状态。我们需要自己寻找达到这种状态的方法，他人的劝告发挥不了太大的作用。

保持人际交往

保持良好的人际交往有助于身体分泌催产素，从而消除压力带来的一些负面作用。尽管婕茜当时不太想出去见人，但其实若能和朋友多见见面，她的感受也会变得好一些。

奉献精神对减压的作用

多做一些有意义的事情也能缓减压力。在参加志愿服务类活动和收到报酬时，每个人大脑中被激活的区域都是相同的。在这个过程中，大脑会分泌出多巴胺，该物质也对减轻压力十分有益。不过，忙碌的婕茜可没时间做什么志愿者，但她却换了角度看待日常工作中额外的工作时长——婕茜几乎每周都有几天要加几个小时的班，通常她不是跟进某位特殊客户，就是忙着要争取供应商。在这个过程中她没有获得额外的报酬，于是索性就把这段时间的工作当成义务劳动。然而，很多人不一定能认同这样的思考方式，这些人就需要根据自身的具体情况来确认自己的所作所为是否有意义。像医生这种本就十分强调奉献精神的职业，其本身在这方面就非常具有减压效果。

体育运动

在运动是否对减轻压力有帮助这一问题上，一直存在争议。如果你是一个保守的人，就优先选择瑜伽这样的运动吧。总的来说，运动带给人的积极影响是巨大的。所以，如果你喜欢打拳击且能让自己身心愉悦，那就放开去打吧！

专注度和压力的关系

斯图尔特教练接着查探婕茜思考和行动的方式，问她是要休息一会儿还是继续。两人放松片刻后又聊了起来。压力毕竟是一个范围非常广泛的话题，要想深入探究这一话题是颇为劳心耗力的。斯图尔特接下来想要和婕茜聊一聊专注度和压力之间的关系。一个人做事的专注度是十分重要的，我们的很多人生体验与我们当下的投入程度有关。但有时，我们会觉得做事的专注度不受自己控制。然而，这种主观感受并非全然正确。

当我们在探究事物的可能性时，有时可以试想一下极端情况——强迫症。强迫症患者常被归为焦虑症候群。这些人感觉自己对外部事物毫无掌控感可言，总觉得有一种挥之不去的想法在脑海中打转，让自己浑身不自在。为了减轻这种不适感，只得做一些强迫性的行为。其实，他们之所以有这样的体验，无非就是因为太把大脑中的强迫性想法当回事了，从而根本不去注意其他的事情。例如，有些强迫症患者会不可遏制地有这样的想法：如果不在离开房间之前开关电灯 17 次，家人就要出事；要么就是总觉得自己手上满是细菌，一个小时内必须洗 4 次手才安心。这些人也不是不知道自己的认知是有违常理的，他们往往深陷于一种十分纠结的处境之中——明明清楚自己的所思所想十分无厘头，却仿佛总被一双无形之手强迫着去付诸行动。有关强迫症的前因后果，本书会再专门阐述。

斯塔普的观点

一位才华横溢、名叫亨利·斯塔普（Henry Stapp）的物理学家也认为，大脑的构造可以用量子物理学解

释。人在有意识状态下的所思所想会对其大脑的活动造成影响。简而言之，就是人能够控制自己的思想。斯塔普的这种论调非常具有颠覆性，因为在当时，大多数人都认为大脑的工作方式遵循的是经典物理学。如果斯塔普所言非虚，人类就将重新定义大脑的构造。既然一个人的思想只有自己能控制，那他就必须学习控制的方法才行。

在大学读书的时候，婕茜修过一门教授沟通技巧的课程。之所以修这样的课程，是因为她不想以后成为那种控制欲超强、对他人挑剔到不近人情的企业主。大三那年，她在校外公司实习的时候，就看多了上下级之间沟通不畅导致同事对领导颇有怨言的事情，而她经常充当和事佬的角色，忙不迭地向同事解释领导指示背后的实际含义。每当这种事情发生的时候，她就会记起沟通课的老师所教的：一个人必须对自己说出的话负责，旁人了解自己实际想法的唯一判断标准就是自己传递出去的信息。在实际工作中，婕茜对当时老师所讲的这个道理有了更深的理解。

斯图尔特教练知道婕茜身上还有很多可提升之处有待挖掘。为继续推进约谈的进度，斯图尔特要逐渐向婕茜介绍一些相关领域中的理论和实验。虽说即将展现的内容尚存在争议，但是我认为，再过 20 年，人们很可能会因为没能将这些理论和实验更广泛地推广开来而深感后悔。接下来，我将向各位读者朋友揭示脑细胞之间相互传递信息的方式，以及一项称为“双缝实验”的重要量子物理实验。我相信，随着时间的推移，这个实验的结论将颠覆人们的思维方式。

双缝实验

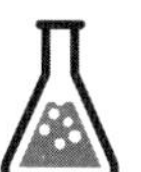

如果你对本实验已有了解，却没有对现在所有的物理学结论产生任何的质疑，那就再好好研究一下该实验吧！如果你在了解该实验后心中疑窦丛生，那说明你已经看懂这个实验了。根据理查德·费曼（Richard Feynman）的观点，所有量子力学所涵盖的内容都可以通过这个实验来获取。

双缝实验包括两个步骤：让光束通过刻有一条或两条狭缝的薄板，查看其量子态发生的相移。我们先明确以下几条基本原则。

1. 可以将粒子视作微小的球体，认定其具有一定的质量。想象一下，我们将涂抹着油漆的小球扔到墙上后，墙上会留下圆形的痕迹。

（1）当粒子通过单条狭缝时，会沿着一条直线形成衍射图案；

（2）当粒子通过两条狭缝时，会沿着两条直线分别形成两个衍射图案。

2. 光波没有质量，它被认为以一种振荡或振动的形式存在。想象一下，把一枚硬币扔进水池后，水面上会以硬币的入水点为中心向四周荡开波纹。

3. 当光波通过单条狭缝时，也会沿着一条直线形成衍射图案，但该图案与前文粒子形成的衍射图案相似却并非完全相同；

4. 而当光波通过两条狭缝时，则会出现与粒子截然不同的情况，即沿着多条直线产生干涉现象。

以前，人们普遍认为光仅由粒子组成，即一种离散的最小物质组成部分。人们一般认为粒子是球形的。当得出以上出乎所有人意料的实验结论后，经年日久的经典物理学理论突然就被动摇了，该结论意味着光的传播和扩散具有波的性质，这和艾萨克·牛顿（Isaac Newton）原先所认为的截然相反。

早在 1961 年，该实验首次借助了电子来进行，而不是光粒子。当时人们认为电子是一种粒子，在实验中应该表现出基本原则 1 和基本原则 2 中那样的现象。然而，实际上即使是相对较大的分子也具有波的性质。在当时，这样的结果无疑是令人匪夷所思的。物理学家们尝试了很多种方法来验证这个问题，却一而再再而三地发现了奇怪的事情——在相同条件下，粒子会随机表现出通过单条狭缝、两条狭缝，或一条狭缝都没有通过的现象！这就好比向两条缝隙发射一发彩弹，彩弹自发地一分为二，分别穿过两条缝隙后再重新复原。可这根本说不通啊。

为了弄清这个问题，物理学家们在狭缝边上设置了一款用于检测的仪器，来观察粒子在通过狭缝时究竟为何会表现出波的性质。观察到的结果出乎想象：粒子的表现又再次合乎基本原则 2 中经典物理学所定义的现象了。

换言之，观察者只是通过观察行为本身就使粒子暂时失去了波的性质。从结果来看，就好像粒子的性质是以观察者的变化为转移似的。

约翰·埃克尔斯（John Eccles）爵士曾因向人们揭示了神经之间传递信息的方式而获得诺贝尔奖。1986 年，他提出神经递质的释放过程可用量子力学解释。也就是说，一些逐渐进入人们视野的大脑中的化学物质，如多巴胺、五羟色胺、肾上腺素等约 50 种化学物质的释放遵循着某些量子定律。

于是，一些科学家认为：人的大脑能够自发地对其中的化学物质造成影响。简而言之，这些在人体里流淌着的、对身体产生各种各样影响的化学物质会受到量子过程的影响，而量子过程又会被观察者左右。由此得出的结论就是，人有可以控制自己大脑中的思想的办法。

强迫症

对强迫症的有效治疗方法又是如何解决患者无法摆脱强迫性想法的问题的呢？当强迫症患者不受控制地做出强迫性行为时，我们常会观察其当时的身心状态以研究应对方法。近些时日，人们发现了改善强迫症的一些应对方法。杰弗里·施瓦兹（Jeffrey Schwartz）医生曾帮助了很多强迫症患者，他改变了强迫症患者的思维模式，使他们远离极具干扰性和破坏性的强迫性想法。其中有一招便是让患者学会转移注意力。但是，这对那些忍不住在离开房间之前开关灯 35 次的人来说非常难以实现。

要想成功转移注意力，关键就是要聚焦于一件可以持续做 15 分钟的事。施瓦兹通过实践证明，这是大脑将注意力转向其他的健康替代行为所要花费的最短时间。他借鉴了佛教的“坐禅”，从中汲取了一些灵感和知识，他认为，将一些司空见惯的事物与世间的真理联系起来并重新审视其蕴含的价值可使一个人豁然开朗。在全神贯注的状态下，人的大脑就会切实发生巨大的变化。施瓦兹认为，人的精神力量会改变大脑的活动。

美国心理学之父威廉·詹姆斯说过：

意志力的强度取决于专注度。

人的大脑在产生一个念头后，如果不依靠自身的意志力去进一步巩固和采纳，就会消失得无影无踪。

所以说，人的专注度是意志力的一种重要体现。

斯图尔特教练很希望婕茜能真正理解专注度和注意力在应对压力方面的重要性。它们对包括一个人的状态和行为在内的许多方面都会产生间接或直接的影响。神经科学家伊恩·罗伯森（Ian Robertson）认为：“注意力可以通过提高或降低激活特定突触的速率来塑造脑部活动。我们知道，在不断被激活的状态下，特定突触互相之间可以建立更强大的连接。而在这个过程中，注意力的集中与否则是一个重要因素。”在有意识的注意

状态下，人的大脑能自发地将有干扰作用的冗余信号所造成的抑制作用剔除在外。对婕茜来说，如果她能将自己调整至这样的一种状态，便能专注于认清自己作为创业公司主管的身份，并时刻提醒自己：正是自己将公司一手创办起来的，而且自己完全有能力把它办好。在这个过程中，由大脑产生的注意力使婕茜的想法产生了积极的转变。先前她觉得自己会变成周围人谈资的消极倾向逐渐褪去，最终她不再受这种思维方式的影响。

具体行动

斯图尔特觉得婕茜现在已经看见自己身上存在的可改进之处了。经过以上的指导，婕茜决定下次和教练约谈前要对自身的状态多加注意。她明白，一个人看待事物的方式和对其贴标签的倾向能在很大程度上决定事态的走向，因此今后要慎重为之。从现在起，婕茜决心摆脱慢性压力状态，打算试试冥想和坐禅。本来她听到别人说起时，总觉得这不过是浪费时间。但既然已有科学研究验证了其作用，那自然可以一试。尽管她也不知道自己为何对这种玄妙的事物的看法发生了改变，但就是觉得自己的内心已在不知不觉中做出了选择。婕茜意识到，很多事情可能不像她想象中的那么不堪，那不如就重新认识一下这些事情吧。

婕茜的具体行动清单

- 每周都做一件从未做过的事情来缓解慢性压力。第一周：

上瑜伽课；第二周：下载可以收听冥想音乐的应用程序，每天听 5 分钟；第三周：上舞蹈课；第四周：给老朋友打电话。

- 坚持上 4 周瑜伽课。如果觉得投入产出比不尽如人意，就调整策略。例如，买一张瑜伽 DVD，每周在家里练几次瑜伽，每次练习 30 分钟。
- 坚持在一周的时间内积极甄别自己的大脑中产生的各种消极想法，有意识地了解哪些消极想法会比较顽固地冒出来。
- 在接下来的一周时间内积极甄别自己脑中的积极想法，有意识地了解积极思维给自身带来的好处。
- 到了第三周和第四周，试着换一种角度重新审视当初自己认为是消极的事物，看看这些事物是否也有其积极的一面。例如，把在堵车时所浪费的时间用来思考、听音乐和做一天的行程安排。
- 在公司内成立社会公益业务部，使自己和员工们能明确工作的意义，并产生为社会做出贡献的成就感。

应对不利状况的小贴士

- 注意看待事物的方式。
- 认识到失败本身也具有很高的价值。人可以从失败中吸取宝贵的经验教训，这样的经验教训是无法通过其他任何方法获得的。

- 人在心生内疚时和躯体产生疼痛时激活的大脑区域是一样的，所以不要轻易产生内疚感。
- 学会换角度看待和重新审视事物，尽一切可能让自己得以掌控自己的生活。
- 多训练自己集中注意力的能力，打通尽可能多的神经通路。
- 当出现不利状况时，好好想想要让大脑怎样作出反应比较好。
- 自己掌控注意力的程度和持久度达到最适合自己的水平。

克服不利状况所能带来的好处

- 摆脱消极的恶性循环。
- 学会在问题中发现先前未注意到的机遇。
- 成为生活的主人。

第 3 章

学会干预失控状态下的情绪

本在这个月已经和斯图尔特教练通了三次电话了。又是被工作压得喘不过气的一天，本还得加班好久才能下班回家，但事实上，他也不怎么归心似箭。本这阵子正和妻子丽贝卡闹矛盾呢。

听到电话另一端斯图尔特的声音后，本绷紧的肩膀微微放松了下来。他已接受了斯图尔特为期三个月的指导，并在这三个月里取得了长足的进步。他虽然不知道身为教练的斯图尔特会和他说什么事，但一听到教练的说话声就有一种如释重负的感觉。在电话中，本向斯图尔特复述了当天所做的一切：一早刚上班，他发现自己带教的实习会计师简又把自己之前吩咐给她要做的事搞砸了。结果，本一看到简进办公室就对她吼道："如果这么点事情都听不懂，就别想留下来工作。"尽管他后来向简道了歉，但简还是明显受到影响，做事一直慢半拍。

本接着倒苦水，斯图尔特则打断了他，要他说说最近生活中还有哪些方面不顺心。于是本第一次向斯图尔特聊了聊自己和丽贝卡之间的近况，他们聊得颇为深入。虽说他们没什么大矛盾，但就是觉得不像以前那么亲密无间了。本觉得妻子现在常对自己态度蛮横，夫妻生活质量也不如从前。

斯图尔特要求本暂时放下主观情绪，以客观的心态端详目前自身的情况。好在本是个比较容易看清自己的本质的人，其他很多人可能就不太容易做到这点了，他们往往需要教练经常旁敲侧击地引导才行。本在冷静下来后，发现自己最近像吃了枪药似的，一点就燃。例如，他有一位名叫马克的同事，用完杯子从来不知道洗。本每次看到他，总觉得这是个目中无人的自大狂。在开会的时候，每次马克发言，本总是眉头紧缩，嫌弃之情溢于言表。此外，本还觉得自己一直以来都有一种强烈的受挫感，好像永远都是一肚子气一样。在他看来，和自己共事的一帮同僚个个都是扶不起的阿斗，人人有气无力，个个混吃等死。这些人中也包括本自己。

情况分析

斯图尔特对本说，要想改变现在这样的处境、掌控自己的生活，就需要了解此时此刻他的大脑、心理和身体内部正在发生的变化。这样就能使夫妻关系得到改善，同事的工作能力也不会显得那么不堪。他的生活质量总体来说将得到大幅提升。本章以本的案例为核心，探讨他如何能改善目前的心境。之后再研究一个人良好的心理状态是如何影响他人的。

本章将指导你应对消极的心境，从而更好地享受生活和建立融洽的人际关系。

心境、情绪、感觉

“心境”“情绪”“感觉”这三个心理学术语经常会被对其不甚了解的人混用。诚然，有些时候将它们混用的确无伤大雅，但若想在特定场合准确使用这三个概念，就需要对它们有一个整体性的认识。情绪反映的是一个人的内在体验，涉及神经和化学过程；心境是对一个人心理状态的高度概括；感觉是一个人对自己身体内部所发生变化的感知。这三者常常可以用相同的词形容。例如，可以说一个人的心境是兴奋的、情绪是兴奋的或者感觉是兴奋的。这三者可能会同时发生，但也可能不会。例如，一个人的情绪可能是兴奋的，但感觉很不安。再例如，一个人的心境可能处于高度警觉的状态，警惕着周围的一切，但情绪却是从容不迫的。

思想和情绪对我们人类来说都十分重要。思考使我们有能力运用各种各样的方法应对外界事物；而情绪则会先于行动起作用。情绪会引起生理上的变化，使人快速进入应对事端的状态。在这样的状态下，情绪几乎能左右整个大脑，具有一系列强大的作用。

情绪能在一个人处于清醒和警觉的状态下引发各种各样的感觉，反之则不然。

擦亮双眼还是蒙蔽眼睛

想象这样的场景：本和那个不知道洗自己杯子的马克在同一个团队里共事。结果本发现，虽然自己对马克几乎所有的观点都不屑一顾，但其他同事却对其持赞同的态度。这种情况的持续发生让本有一种“世人皆醉我独醒”的悲怆感，好像只有自己才看得透这个小人似的。

当本情绪低落时，一时片刻不太可能发生思维和感觉上的转变，但也不会就一直这样持续下去了。也就是说，当本处于一种放松和有安全感等良性心境中的时候，他便能够静下心来仔细深究马克其人的本质，本章的后续内容也将谈到这点。在这样的思考方式下，本就能够摒除偏见，更好地与他人相处，积极地投入到工作中去了。

下文列举了一些与认知偏见相关的心理学知识。本书将针对其潜在的神经科学基础中的一项进行探讨。

常识问答游戏

各式各样的“心理暗示实验”已有数年历史，也得出了许多怪异而奇妙的结论。借助这些结论，人们得以随时应对各式各样的问题。一个人如果长期和老年人相处，也会不自觉地像老人一样慢悠悠地走路；阅读有关猎豹这种行动速度飞快的动物的知识，一个人的阅读速度也会相应地提高；在修女的教化下，一个人也会慢慢地变得有耐心和友善。

曾有两位科学家共同进行了一个实验，研究了外显行为和刻板印象心理暗示之间的联系。被试被分为三组，分别阅读了包含教授、秘书身份特征的信息和普通的文章。研究者认为，教授普遍被认为知识渊博，而秘书则不然。然后，被试被要求进行常识问答游戏，题目都是选择题。实验结果显示，“教授”组答对的题数更多，而“秘书”组应答速度更快。

该实验所显示的结果可谓意义非凡。通过阅读相关文字产生心理暗示这样简单的方法就能使人变得更加聪明和机敏。那么，我们每个人每天在阅读各种各样的东西的过程中又受到怎样的影响呢？此外，阅读也只是引发人们产生心理暗示的方法之一罢了，听音乐等声音类的信息也有很强的暗示效果。你也许有过这样的体验：听欢快的派对音乐和沉闷的古典乐时心情天差地别。在这两种情况下，一个人的肢体、思维和精神状态都大相径庭。也就是说，一个人获得怎样的心理暗示，仅受想象力的制约。

那么，我们究竟如何才能较好地利用心理暗示带给我们的影响呢？首先要找到如下问题的答案。

- 我想要什么？
- 生活中哪些方面还要改善？
- 这些方面有谁做得好？
- 我该如何让自己比较轻松地获得良性的心理暗示？

再回过头来说说本吧。他在思考过以上问题后，意识到和妻子保持和谐的夫妻关系意义重大。他觉得要多迁就妻子一点，于是决定多磨炼自己的耐心。在第三个问题上，有一个人映入了他的脑海，虽然当时不清楚这种做法对他个人有没有用。斯图尔特教练则鼓励他大可一试。本想到的这一角色便是救世主耶稣。他记得旁人常说耶稣是非常耐心、友善且温和的。每当本在脑海中浮现出耶稣的身影时，便会想象一副耶稣被众人前呼后拥的画面，每个人都叽叽喳喳地希望圣主能多看自己一眼，但耶稣却始终保持镇定、一丝不乱。本在辛苦工作一天后，妻子却向他喋喋不休地说这说那使本产生了这种感觉。为了能获得有效的心理暗示，提前进入平和的状态，本决定在回家的路上边听能放松身心的歌曲，边默念“忍怒的人止息纷争”。此外，他在脑海中不断地想象耶稣平静地对待众人的画面。

控制自己的感觉

人可以控制自己的感觉吗？简单来说，答案是肯定的，但这当中存在巨大的挑战。使人产生感觉的原因有好几种。其中最广为人知的是，处于特定的情绪状态下的时候，人就会产生各种各样的感觉，这是由当时人的身体中分泌出来的化学物质所决定的。例如，当人的身体被掌管“快乐”情绪的物质所主导时，便会产生一种快乐的感觉。

感觉的产生还取决于情感基调，人在大部分时间里都处于某种情感基调之中。顾名思义，情感基调的存在并不会让人察觉，它不会给人留下什么刻骨铭心的记忆，只是静静地存在着罢了。情感基调会随着情绪状态的变化而变化，人感受到的感觉也会发生相应的变化。

情绪状态 = 恐惧→感觉 = 紧张、缺乏自信、消极

情绪状态 = 兴奋→感觉 = 期待、目标明确、积极

长期存在或频繁出现的感觉便是心情。心情是一种情感基调，它和情绪状态为主导的感觉不同。

学会区分不同的感觉是有用的，因为随着自我意识能力的提高，我们可以更好地了解自身情况、改善人际交往能力。

控制自己的情绪

一个人的情绪对其生活产生的影响不言而喻。由于本现在的情绪状态出现了问题，他生活的各方面都受到了严峻的考验。那这当中又是谁在作祟呢？

想用理智战胜情感往往是徒劳的

过去人们普遍认为，人的情绪反应是不受自己控制的。有的人要么天生就喜欢发脾气，要么天生就一副垂头丧气的衰样，人是无法主动控制杏仁核的感受的。持这样的看法的人只看到了事物的表面。其实，大脑的杏仁核是可以由人自主控制的，但我们无法控制前额皮层的消耗。

研究的脚步一刻不停。最新研究表明，人的情感并不是什么客观存在的东西，情感的形成受到人对外界的学习体验的影

响，最后经由大脑构造出来的。人的大脑一直在试图调节身体，大脑可以对人所需要的东西做出预测。大脑依靠从外界得来的信息和经验分配注意力等宝贵的认知资源。

人在体验某种情感时，想用理智战胜情感往往是徒劳的。情感体验让人感到非常真实、刻骨铭心。但随着时间的流逝，情绪反应可能是会改变的。

实际可能性

本问斯图尔特教练，自己是不是不应该对简发脾气，而是要对她好言抚慰。斯图尔特给出了肯定的回答，并说在理想情况下，能坚持这样做一定会有好的结果。但是，普通人并不能在所有的事情上都准确觉察出他人的情绪或感觉并予以应对，其原因仅仅是因为大多数人都不是情感方面的专家。这就好比对做婚礼蛋糕的说："给我来个蛋糕。"对懂行的人来说，这种简单的要求自然能够心领神会。他们知道做蛋糕需要哪些配料、什么样的烤盘最适合烤蛋糕、烤盘怎么放置取出来的时候更方便。他们还清楚烤炉火候的大小、需要烤多长时间、如何查验蛋糕是否已经烤熟、如何使刚出炉的蛋糕快速地降温以及如何将蛋糕一层一层地装配起来。他们还非常清楚完成蛋糕所需的各种设备和点缀装饰的方法。

要一个没有任何经验的人做蛋糕，刚开始他脑海中可能只想着"做蛋糕"，却不知所措。不过他很快就会意识到，要想成功地做出蛋糕，可能要用各种各样的配料和工具。管理自己的情绪状态也是如此，你需要考虑以下这些事情：

- 心理暗示；
- 信念；
- 消极联想；
- 价值取向；
- 专注度；
- 意图。

本学到的新知识

斯图尔特对本说道，人们对情感产生的概念是通过学习得来的，对这些概念的理解一般是通过父母或其他人对我们的讲述塑造而成的。人们在听到一种情感的名称，并将其与实际经历联系起来后，再经历类似的事情时就易于回想起这种情感。

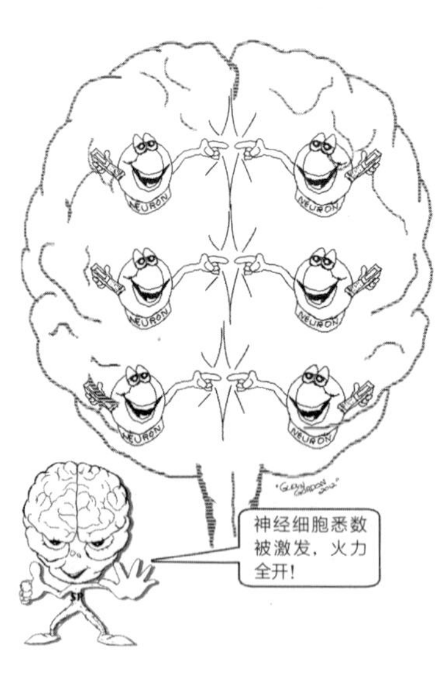

不同文化对不同的情感概念有不同的称呼。例如，塔希提岛人不说“悲伤”一词。当他们感到悲伤时，会说自己“感到疲倦”。

使用更多情感方面的词汇可以帮助我们建立更加细腻的情感。这就像很多与神经有关的事情一样，只要多加操练，其就能更牢固地存在。分辨不同的情绪是一种能力。在前额皮层的帮助下，本通过用不同的方式叙述自己的经历，可以重新设定情感反应。

斯图尔特准备告诉本，要想达到上述目的，有什么事情是他现在立刻就可以做的。当一个人陷入生产力低下的状态时，往往是因为自己对一些事情产生了不良的联想。现在，本的工作和生活都出现了一些明显的问题就是这个原因所致。要想知道造成不良联想的原因，就要了解大脑内部是如何进行信息沟通的。

神经元的工作原理

我们的大脑充满了一种被叫作“神经元”的细胞。神经元互相之间无法直接接触，它们之间有一定的间隙，被称为“突触间隙”。它们通过电信号或化学信号跨越彼此之间的间隙来进行沟通。两条神经元在第一次互递信息时，便建立了一条微弱的路径。由于这条路径的存在，下次它们再传递相同的信息就会稍微容易一些。信息传递的次数越多，传递的速度也会越快。在这个过程中，我们可以将此理解为神经元之间建立起了一条互通有无的桥梁。当一个人接收到与旧信息相关的新信息时，该新信息可能就会和之前有这方面经验的神经元连接在一起。举个例子，如果你每天都看到自己厌恶的人拿着杯子，那么自然而然就会把这个人和杯子联系在一起。这样一来，不管在何种条件下，只要相关神经元在互相连接时产生了厌恶情绪的激素，就会达到见到真人一般的效果——之后在不见其人、只见其杯时，脑中记忆的印记一样会被再度激活，此时产生的厌恶心理不亚于见其人。

亨利·大卫·梭罗（Henry David Thoreau）曾写道："如同一个脚印在地上踏不出一条路，单一想法也不会在脑中形成一条思路。要在地上留下一条清晰的路，我们就要来回走。要在脑中留下深刻的痕迹，我们必须反复思考主导生活的想法。"

联想的重要性

现在，了解了神经元的工作原理之后，我们已经知道一个人是如何接连产生各种念头的。消极联想之所以能对人产生深远的影响，其原因之一就是它是在自发且无意识的状态下发生的。神经网络互相之间的联系往往不以个人的意志为转移，而且每天都会发生好多次。这样的联系通常是有用的。例如，有些人一踏进办公室，就会进入一种要"大干一场"的情绪状态。他们觉得浑身有使不完的力气，并以饱满的精神准备应对每天的工作挑战。这种人在准备喝咖啡的时候，还没喝到咖啡就已经觉得咖啡开始让他们精神振奋了。

不过，做不良联想的倾向是可以加以控制的，甚至反过来为己所用。例如，那些总产生不良联想的人可以在午餐时间出去走 5 分钟，呼吸新鲜空气，促使身体分泌大量起到镇静作用的化学物质，让自己的情绪向有利方面发生变化。一开始，他们可能需要有意识地让自己平静下来，但是很快在几周之内，平和的心态便会成为常态，而无须刻意为之。

恼人的杯子

本觉得自己之所以会对马克颇有微词，是因为这人不洗杯子。那究竟是不是果真如此呢？要知道，本的好朋友伊莱恩（Elaine）也不洗杯子，但本却仍和她相交甚笃。实际上，杯子的事只是本自己给自己找的一个由头罢了，只是想让自己厌恶马克的心理看似合乎逻辑。

那么，马克到底做错了什么，以至于本对他的一举一动都心生厌恶呢？原来，马克加入他们团队的那一天，本接到了一通让他感到非常痛苦的电话，他的父亲刚刚在疗养院去世，有关情况有待进一步调查。疗养院的一名护工上班时处于醉酒状态，给老人配的药可能有问题。这也难怪本当下就怒不可遏，他觉得就是因为这个不称职的护工造成了自己的丧亲之痛。随后，他刚走出办公室就撞见老板和新人马克。为不致失态，在互相介绍的过程中，本想用深吸一口气使自己平静下来，却闻到了马克脸上须后水的味道。

从神经学的角度来说，本当时产生的负面情绪和马克脸上的须后水气味以及其外貌被关联在了一起。所以后来本在茶水房见到马克又闻到了同样的气味，这导致他的愤怒之情又不可遏制地涌上了心头。虽然感觉没有当时那么强烈，却也难以消除。本还迁怒般地觉得马克这家伙大概也是个无能的人，这种判断自然没什么来由，毕竟两人也就见了第二面，互相之间才刚认识。在这种情况下，本的大脑就自动想出了一条让他觉得生气的替代性理由——马克不洗杯子。大概也许只有这样才说得过去了吧。

本在开会时就已经对马克有了先入为主的成见，实际上他们后来才又见了两面，只不过恰巧那时马克手上都拿着杯子罢了。在本看来，马克给人的印象十分傲慢，并且觉得他自己可以凌驾于众人之上，对自己没有什么清晰的认识，需要有人好好治治他才行。本在经历父亲因为护工失职而意外死亡后，把同事的一些个人习惯上的小缺陷等同于对方的工作能力有问题。

本在开会的时候，下意识地就想要证实他对马克的成见是有据可循的。他对马克提出的任何真知灼见充耳不闻，只觉得他在那儿大放厥词。在他看来，马克说的无一不是些老早就试过而行不通的方法，并对此嗤之以鼻。本根本没想到马克刚来公司，还不清楚之前的情况。

现在，你应该大致理解消极联想产生的原因了，一旦出现类似的念头，一定要及时察觉。另外，也要知道人们对一个人的第一印象往往是以偏概全的，可不能被一叶障目了。

记住，提高你对自己如何被锚定以及如何锚定他人的意识，可以增强你领导自己和他人的能力。

专注度的作用

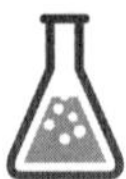

在20世纪70年代，克尔汀和伍德博士利用电击进行了几个实验。被试在听到某个城市名时就会遭受电击。

此时，他们的身体会产生恐惧反应，这能通过皮肤出汗被检测到。

接下来，被试被要求大声重复一只耳朵听到的单词而忽略另一只耳朵听到的其他单词。结果，被试即使没有认真去听城市名，一旦听到就仍然能检测到恐惧反应。

视觉对作出反应是否必要

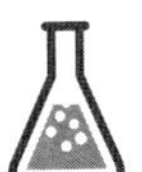

曾有实验表明，使一个人作出反应并不一定需要动用视觉。实验中，主试向被试很快速地展示了一系列人脸的图片，期间不时还配上令人不适的响声。毫无疑问，被试的身体均产生了轻微的恐惧反应。一段时间后，被试能稳定地在看到某些面孔时产生恐惧反应。这样的结果完全在主试的意料之中，在很多其他实验中也得到了类似的结果。有趣的是，后来主试将翻动人脸图片的速度提高到肉眼看不清的程度，随后他们发现，虽然大脑某些掌管视觉的区域并没有来得及作出反应，但杏仁核却让人产生了和目睹一样的反应。随着实验的不断进行，杏仁核对外界信号的敏感度也逐步提高。

大脑在永不停歇地记忆新鲜事物。一些比较积极的体验经由神经网络的化学信号以情景记忆的形式被记录下来。所谓的“情景记忆”指的是发生在本人身上的事情。当我们以任何方式再次触及该段记忆时，如又看到了自己以前认识的某张面孔，便会触及相关神经网络，从而再现当时的情绪状态和感觉体验。

简单来说，人的身体会做出像再次亲身经历某一场景般的反应。这也是为什么很多减压技巧主张人们在脑海中常常回忆让自己身心得以平静的场所，每当这么做时，人体内会释放出促使身心平静下来的化学物质。

记忆与情绪反应

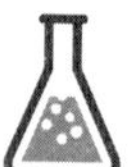

下面这则故事可能看着有点奇怪——情绪反应甚至不需要有意识的记忆便可重现。

20世纪初，法国医生艾铎萨德·克拉珀雷（Edousard Claparede）接治了一位由于脑部受伤而丧失记忆能力的女性患者，医生离开她身边几分钟她就记不得医生是谁了。

一开始，医生每次进入她的病房时，都会跟她握手并作自我介绍。后来有一天，医生决定调整策略，在和患者握手时手上藏着一枚图钉。不出所料，患者产生了恐惧反应，不再敢和他握手。医生离开一会儿再回来要像往常一样和患者握手，患者却不愿意了，但说不上为什么。

从上述故事中，我们了解到，出于自我保护的目的，大脑会无差别地记住各种信息，不管其有用与否。

我们可能都有过对某些事情产生本能反应的经历，却说不出原因。敢于克制本能反应、坚持理性处事的人是勇敢的，但这些人很多时候不过是无知者无畏罢了。就以克拉珀雷的那位女患者来说，如果她没有遵循本能而坚持和医生握手，可能就要天天都被扎一下手了。

嗅觉的重要性

嗅觉是非常重要的一种感觉，因为气味信息抵达大脑的速度非常快。除它之外所有其他感官信息都需要一定的时间才能抵达大脑——先是丘脑、再到皮质，然后才到边缘系统；而气味信息则先是直接到边缘系统，然后再到皮质。研究表明，气味信息有助于增强记忆力。在一项研究中，学生被要求在学习新单词的同时闻一种特殊气味；然后，当他们按要求回忆这些单词时，还让他们闻到那种特殊气味。结果，这些学生的分数要比在正常情况下记忆单词的学生高出 20%。还有一个现象很有趣：女性的嗅觉比男性更敏锐。

具体行动

现在，本了解到由于自己和妻子关系紧张而把不好的情绪带到工作中是不可取的，他需要好好地调整自己的状态。如果还是老样子，他就会长久地陷入消极情绪，变得爱发脾气、容易受挫，并对实习生简在内的同事们非常不友好。本决定，早上开车去上班时多听听自己喜欢的歌曲，工作的时候才在身上撒点古龙香水。在开车时，要将注意力完全从家庭琐事转移到工作上，思考自己为什么喜欢现在的工作，试想一下完成项目时获得的满足感。

本的行动清单

本知道只有当他专注于一些简单的事情时，自己的工作效率才会最高。所以他决定：

- 开车去上班的路上听听音乐；
- 开车时多想想自己喜欢的事情；
- 到了公司的停车场才撒古龙香水，暗示自己要全力以赴地工作。

本把以上事项存在自己手机里，每天早上都看一看。这样一来，他便可以将这些事项牢记于心，实践起来也会颇有目的性。

应对消极状态的小贴士

在了解大脑的实际工作原理后，我们可以更好地完成以下事项：

- 准确地去理解他人对自己作出的情绪反应；
- 通过暗示使自己建立积极的感情基调；
- 要记住，出现过一次的感情体验很有可能再次出现，所以要对决定了情感体验的思维方式多加注意；
- 多将自己喜爱的香水味、高级红酒酒香或鲜花的味道和积极状态联系起来，下次再闻到这些气味时将有利于提高工作效率；
- 从不同角度批判性地分析自己对他人的看法，仔细思考一下这些看法是否站得住脚？如果能不计前嫌地多想想他人好的地方，自己的生活会变得轻松一些吗？

- 认识到消极联想的害处，想办法做出改变。

克服消极状态可带来以下好处：

- 改善人际关系；
- 更好地享受生活；
- 他人对自己的态度变得友好；
- 发生在身边的事情变得可控。

第 4 章
面面俱到的危险

凯特这周过得并不顺利。都已经周三了，她却感觉迟迟没有进入应有的工作状态。半年前，她上了一门时间管理的课，她对斯图尔特教练也说自己其实已经把相关的理论学明白了。即便如此，她还是无法克制住第一时间就把眼下的事情做完的强烈冲动。对她来说，这样做完全合理，因为她的内心中有一股力量促使着她这么做。

凯特自己心里很清楚自己的工作使命，她知道本年度自己对公司的价值所在、自己所扮演的角色为何以及对自己最重要的事情。从上个月以来，她发现自己更喜欢在前一天晚上就做好第二天的打算，这样第二天一早就可以有计划地开展工作了。这周日晚上，凯特本来想着提前做好下周的计划，却有一种身心俱疲的感觉。正巧她的朋友打来电话，于是就顺势煲了大概一个小时的电话粥。挂了电话之后她发现夜已深了，所以只好直接睡觉。

星期一早上，凯特又想着把这一周的安排都写出来。首先，她要保证能完成生活和工作中最重要的几件事情。此外，还要顾及一些突发事件。然而，实际情况往往是不会让我们顺心如意的。凯特要为周一傍晚开始的晋升面试和当天两件很重要的工作任务做好准备，周二要与未婚夫共进午餐。这些是她目前能想到的所有计划了，但这还不是全部。

结果，凯特没有为周一傍晚的面试做好准备，因为有个朋友在白天的时候给她发短信，要她帮忙给婴儿房装修。而凯特又是个难以拒绝他人请求的老好人，所以只好答应了。凯特这个人，如果有人请她帮忙，甚至只是问她有没有空，她都会做出肯定的回答，除非她真的有很重要的事情需要处理。

凯特也无暇处理第二件重要的工作，因为她周二要和一位客户见面，在这之前得先处理一大堆相关文件。到了周二，她确实和未婚夫一起吃了午餐，因为她怕临时变卦会让心上人失落。

到了周三，凯特不由得感受到了巨大压力，只好彻底放弃之前的安排了，反正想了也是白想，才到周二计划就已经彻底被打乱了。正当凯特想专心把手上的事处理完的时候，电话铃又响了，收件箱又进来一封新邮件——她一时疏忽忘记把这两样东西都关了。好巧不巧，这时又有人跑过来问她事情，一位朋友给她发来一条短信，她猛然记起自己还有没做好的事情。这还不算完，凯特一边焦头烂额地应付手上的事，一边还在分神考虑怎么给即将举行的婚礼做准备。

最后，凯特对斯图尔特吐露了一件通常不会说，但不算不能说的事——她正在努力地坚持锻炼。她觉得锻炼是很重要的，并迫切地希望能塑造良好的身材，所以一周要去三次健身房。这样一来，又想保证锻炼的时间，又想和朋友、未婚夫见面，又不能落下工作，还想着给自己留一些时间根本就是不可能完成的任务。

情况分析

凯特目前似乎面临着一系列挑战。那么，在周三下午，凯特感觉到的那种喘不过气来的感觉到底是怎么回事呢？斯图尔特教练总结了一下凯特目前在时间管理上的现状：

- 她在周日晚上做下周的计划安排；
- 她将原计划用来处理既定工作的时间用来处理紧急工作，事后却没有调整原定计划；
- 她直接放弃了原定计划；
- 她在没有受到不可抗力影响的情况下，并没有坚定地贯彻自己的计划；
- 朋友对她来说是极其重要的，这体现在她会优先和朋友见面；
- 分心会降低她的工作效率；
- 她去健身房锻炼的时间并不规律；
- 对生活没有太多的期待。

本章将指导读者朋友们找回在不知不觉中被消磨掉的时间，以提高生产力和对周遭事物的掌控能力。我们将从战略层面出发，着眼于如何最大限度地减少干扰、更轻松地实现自己的目标以及让自己时刻处于一种良好的自我感觉中。这将促使我们的身心更和谐地融为一体。

对工作时分心的研究

纽约的 Basex 公司所进行的一项研究表明，员工平均在连续工作 11 分钟后就会出现分心的现象。然后，平均需要 25 分钟才能把心收回来。一般来说，每 3 分钟人就会将注意力转到另一件事上，如打电话、和旁人说话或者处理其他文件等。

还有一项研究表明，在工作中的分心平均每天浪费的时间能达到 2.1 小时。这也是很多人生产力低下的一个主要原因。如果每天都浪费这么多时间，时间一长就会引发很大的问题。

可能性

斯图尔特希望凯特能了解到她现在所采取的策略有一半其实是没问题的，至少她很清楚自己该做什么事情。她既上了时间管理的课程，还读了不少有关时间管理的书籍。但她的问题并不是她做的事情不对。当事态的发展超出一个人的预期时，他便会很自然地认为自己的做法是行不通的。我们都有自我保护的本能，所以会把自己的不作为合理化为做了也是徒劳的。凯特最后放弃做每周计划也属于这种情况。

凯特现在需要透过现象看清她大脑内部本质上正在发生的事情。从凯特今天的表现来看，她至少有 8 个可以改善的方面。由于凯特的精力有限，斯图尔特决定只和她谈其中最主要的 3 个方面，总之先帮助她以最快的速度改善现状再说。斯图尔特决定先帮凯特解决容易分心的问题，虽然这个问题只是众多问题中的一个，但因此被浪费的时间却非常之多。经估算，凯特每天会因为分心浪费 2 个小时，按一周 5 个工作日算就要浪费 10 个小时，一个月就是 40 个小时。在凯特每天有效工作的约 10 个小时里，20% 的时间都因为分心而被浪费。

分心的原因

人会分心的一大原因就是，我们的大脑天生就很容易受到干扰，一个小小的刺激就能使大脑彻底偏离既定轨道。这就好比一盘意大利面里的面条相互交织在一起。这时，如果你叉起其中一根面条，整体局面就有可能被打乱。

改变工作环境

有越来越多的公司都请“突触电位神经管理计划”的团队成员来改善自己的公司环境。安于现状的日子已经一去不复返了，现在人们都希望自己的工作环境既优雅，又对提高自身工作效率有所帮助。我们在完成需要高度集中注意力的、个人的、分析类的或高度认知类的工作时需要注意的事项如下：

1. 员工目所能及的事物是非常重要的；

2. 绿色植物非常有益；

3. 尽量减少周围环境的干扰；

4. 想一想如何保护听觉；

5. 记住：预期效果随环境的不同会存在一定差异。

周围神经活动

人的大脑一直处于活动状态。大量的外界信息以视觉、听觉、触觉、嗅觉和味觉等形式涌入大脑，而大脑每时每刻都在对这些信息不断地进行处理和重组连接，该过程被称为“周围神经活动”。

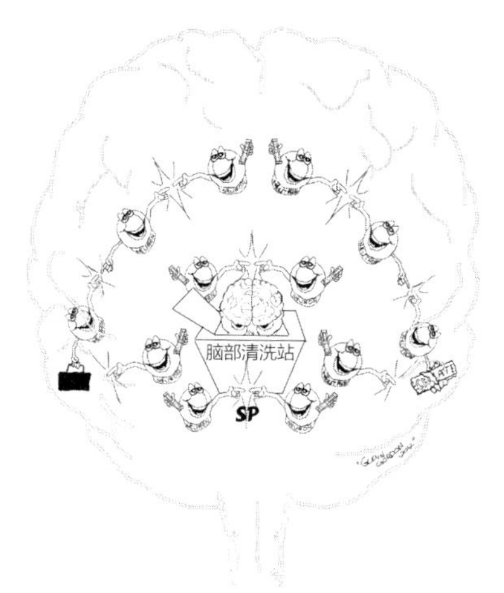

正因为如此，一个人如果想避免分心走神，就必须集中注意力，否则周围神经活动就会处在优先地位，从而使注意力变得涣散。

人在分心的时候，有限的前额皮层能量会被无端地浪费。而这些宝贵的能量应该优先被用来处理更重要的事情，如出席重要会议、检查报告、学习新事物或撰写文件等。如果我们在做上述这些事的时候总被电话、邮件和短信干扰，还会导致智商降低，负面效果不亚于睡眠不足。

周围神经活动的负面作用

周围神经活动会在我们的实际工作中带来怎样的负面效果呢？按照凯特的原定计划，晚上6:00之前她就应该能完成工作去见朋友了，而不必加班到晚上8:00。可实际情况又如何呢？凯特周一虽然的确没加班，但有20%的工作没来得及做完。到了周二，又发生了同样的事情。结果到了周三，她已经欠下了大概6个小时的工作量。

在这种情况下，凯特能怎么办呢？要么自暴自弃不去做了，要么就硬着头皮还债。工作当然不能不做，所以周三只好加班加点迎头赶上了。于是，她产生时间管理根本没用的感觉便不足为奇了。

摒弃杂念的好处

不过还好，我们的大脑不会因为产生了某种想法就一定要深陷其中，直到非有个结果才罢休。前额皮层能及时地终止一些多余的想法，即杂念。也就是说，在这个层面上，专注力不仅是一种使人将精力集中在某些事物上的

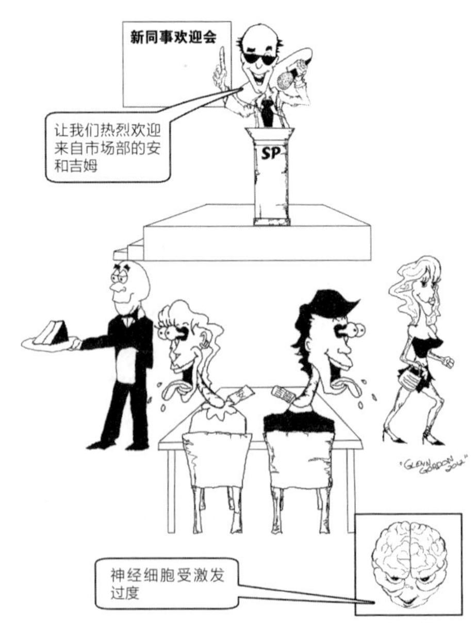

能力，它还有防止杂念侵占意识的功能。不过，这一过程会消耗很多精力，其效果也随着次数的增多而降低，还必须在杂念刚形成不久的时候就要发挥作用才来得及。这总体来说是一种自发过程，我们可能都有体会。曾几何时，你可能在完成一项重要工作期间脑海中突然冒出“午饭吃什么”的念头，这时正是及时打住的最佳时机，你告诉自己：“之后再做决定吧，现在得集中注意力。”于是，杂念就被消除了。摒弃杂念的好处就是让一个人在一段时间内将精力集中于同一件事情上，而不必在许多事情之间来回游移，从而提高工作效率。

克服分心的小贴士

- 要整理思绪，写下干扰自己的事物，想好要采取的解决办法。
- 在需要集中注意力的时候消除外界干扰。可根据需要做出一些富有仪式感的行为，通过心理暗示或许可以带来一些意想不到的好处。
- 确定处理事务的轻重缓急是十分耗神的，要在精力充沛的时候郑重为之。
- 保持一种“井然有序”的生活状态。教练的职责之一就是判断你目前所处的状态是否影响了你的生活质量，而消磨了你额外的精力。例如，伴侣之间关系紧张或者担心自己的健康情况，等等。
- 尽量消除杂念——以后再去考虑一些于眼下无益的想法。

人是如何陷入两难境地的

此刻，凯特觉得自己无力做完所有要做的事情了。她甚至已经无法兼顾维持友谊和完成工作，这也是一个大问题。这两个问题都是由于大脑中一些不恰当的想法所引起的，其根源是相同的，本书稍后就会谈到。

不过，凯特目前虽然身陷这样的困境，但必须要澄清的是，她珍视朋友的出发点是对的，这并不是对她造成困扰的根本原因。斯图尔特教练认为，要解决凯特的问题，首要的是寻求策略性的解决方法，而不必急于动用直接作用于大脑运作方式的手段。也就是说，凯特可以先想办法重新安排自己的日程，挤出空闲时间来应对工作之余由于朋友的关系而导致的紧急或意外事件。如果能早点这么做的话，她就能把本来安排在周一晚上的晋升准备工作挪到周三午休时或晚上预留出来的空闲时间里再去做，周一晚上她就能无后顾之忧地去帮朋友搞室内装潢了。

还有一种解决方法就是，她可以委婉地拒绝朋友的请求，诚恳地表示自己要为晋升做准备，这对她个人也非常重要。每种处理方式各有利弊，全看自己如何进行权衡了。凯特可以这么向朋友解释："谢谢你邀请我去为你家里的装潢出主意，我也很想帮你出份力。但我马上有个晋升面试，今晚我需要做准备工作，否则要到周五晚上才有空准备了。我周六再来帮你忙你看怎么样？如果粉刷墙壁的工作还没做完，到时候我可以帮忙，我也可以帮你挑好家具并把它们组装起来，这样可以吗？”

行程安排的策略

凯特总把自己一周的行程安排得像国家总理一样满满当当的，没有任何空闲时间。她现在特别希望自己能有闲暇时间和朋友相聚。斯图尔特教练想就凯特目前的时间安排提出一些建议。

然而，凯特还是必须做好眼下最重要的工作，才可能有足够的心力做好以下的事情：

- 陪伴自己关心在意的亲友；
- 保证高效的工作效率；
- 为他人提供帮助；
- 好好地完成工作；
- 精神饱满地面对工作和生活。

凯特不应该把自己的生活安排得那么紧张，弄得自己喘不过气来。她完全可以抽时间去探望生病的朋友，或者把重要工作带回家里去做来调整自己的工作和生活的节奏。如果提前就把自己的行程安排得太过紧凑，可能就无法拥有弹性时间了。凯特需要知道，和他人保持良好的关系并不一定要做到随叫随到、无微不至。有时候，只要能和他们一周或一个月见一两次面交流一下便足矣。

不过，人生在世大多身不由己，很多人行事都是迫于无奈。

斯图尔特教练觉得自己还是不要弄得说教成分太多，免得过犹不及。况且凯特也不是不清楚理想状态应该是什么样的，只不过还欠缺一个让自己行动起来的契机。在刚开始尝试做出改变时，我们需要有点策略性——先只给自己安排必要的重要事项，多预留一些机动时间处理突发事件。如果由于突发事件而导致该做的事没来得及按预期的做完，那还可以利用机动时间事后补救。这样一来，如果遇到机不可失的好事，例如和朋友一起去短程旅游享受优惠房价，那时间的安排就留有余地，可以在周末的时候再把工作补完。总之，核心精神就是要充分利用时间，尽可能地精简自己预定的计划，反而能取得事半功倍的效果。

挣脱两难境地

在时间的安排上，除了采取策略予以调整之外，个体还可以干脆转变自己的价值观或信念。在这个过程中，有些人会陷入“精神僵局”而浪费大量时间。“僵局”的意思是事态无法取得任何进展的情况。而“精神僵局”则被用来形容大脑无法得出解决方案、囿于思维定式难以突破的情况。

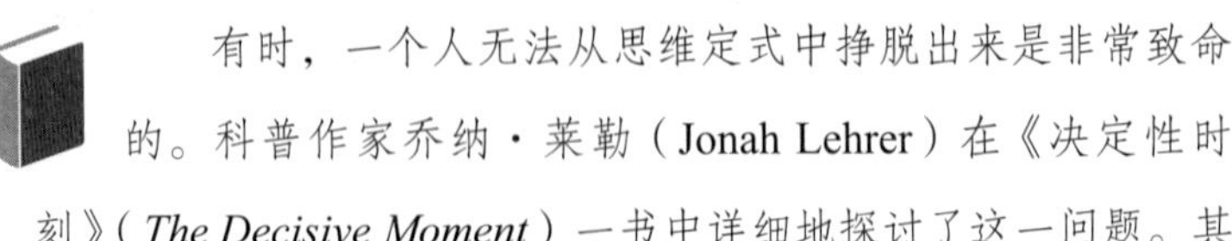

精神僵局有时能决定人的生死

有时，一个人无法从思维定式中挣脱出来是非常致命的。科普作家乔纳·莱勒（Jonah Lehrer）在《决定性时刻》（*The Decisive Moment*）一书中详细地探讨了这一问题。其中有一则故事，讲的是消防员小队长瓦格·道奇（Wag Dodge）通过打破僵局挽救了自己生命的故事，他的应对方法也成为公认的灭火方法。有一年，曼恩谷地区发生重大火灾，道奇负责指挥部署在各个火点的消防员。该地区方圆几千米，地处洛矶山脉与大平原交汇处，有松树林与大草原，也不乏悬崖峭壁，地貌十分特殊。

道奇和队员们到达现场后，马上就赶去密苏里河边上做起了准备工作。他很清楚火情反复无常，需要做好万全的准备。他也知道，火势很有可能会随着树木烧到上空而迅速蔓延到草原上。那天恰巧又是该地区有史以来气温最高的一天，他的手上没有地形图，无线电设施由于空降失败也摔坏了。当时是下午 5 点，正是火势发展得最严峻的时刻，傍晚微风会迅速改变火的方向。本来，大火已被风吹离河的这边，那里的人员已经安全；但突然间风向就变了，滚滚烈焰以每小时近 5 万米的速度扑向消防员们所在的地方，焚尽一切花草树木。消防员们只好向悬崖那边奔逃，他们知道火势一旦侵袭到斜坡就会加速蔓延。刚开始时，火势离他们有不到 200 米的距离；后来距离缩减到只有不到 50 米了。道奇意识到，最多还有 30 秒他们就得葬身火海。他干脆停下来不跑了，大喊着叫队员们也别跑了。但这时队员们哪还能听他指挥，逃命还来不及呢。道奇灵光一闪，想出一道妙计。

他点着一根火柴，先焚毁一小块草地。他就躺在地上，用湿手帕罩住嘴，就听天由命了。几分钟过去后，他毫发无损地站了起来，但慌不择路的13位队员却遇难了。道奇想出来的这个逃生技巧到今天成了标准的消防方式之一。当时，遇难的队员们脑海里只有一个念头：快点逃命。他们的生存本能反而减弱了前额皮层冷静思考的能力。

就凯特的情况而言，她发自内心地珍视自己的朋友。朋友找她帮忙时，她脑海里满是“要想维持这段友谊，今晚就必须去帮忙”之类的想法。

每当思维陷入僵局时，我们可以多学习、参考一下他人的一些宝贵洞见。道奇不拘一格的逃生经验到现在已经挽救了很多人的生命。有时，我们自己也要学会打开思路，不拘泥于固有的思想。凯特也逐渐意识到，交友之道并非只有对朋友有求必应，也有很多其他的方法。

为避免陷入精神僵局，我们必须先让大脑冷静下来，不能让陈旧的、错误的行为模式、处世方法长期占据自己的思想。不同的人有适合自己的具体方法。有的人索性不去多想，问题到时可能就会迎刃而解；有的人则会积极地探求应对之道；还有的人直接采取和现行相反的做法，随后视情况再调整策略。

洞见的形成需要一定的专注力，首要的是让脑海里若隐若现的想法清晰地浮现出来，然后我们才能对其进行加工和分析。如果身边同时还有很多会让自己分神的事情在发生，就别想集中注意力了。心情越是轻松愉悦，洞见就会越频繁地在脑海中闪现出来。这也是我们要多做自己喜欢的事情的最重要的理由，如打高尔夫、游泳、吃美食和做水疗等。在这些事情上倾注时间和金钱有助于激发我们的灵感，因此它们可谓一本万利的投资。如果教练只是对凯特说“交朋友不必对朋友有求必应”，那她也不一定能听得进去。她要想摆脱精神僵局，就一定要做出改变。教练的作用就是帮助她，但不能为她代劳。下文列举了几条助你快速摆脱两难境地的小贴士。

摆脱两难境地的小贴士

- 根据自身情况，在行程安排中多预留空闲时间，这样我们在处理突发事件时会比较有弹性。
- 认清在朋友身上花多长时间才比较现实。根据亲密程度，朋友可以分为一年见一次、一个月见一次和一周见一次的朋友。和不同的朋友相处可以有不同的方式，内心的愧疚感往往源于不切实际的期望。
- 多做让自己身心愉快的事情，如去挥几杆高尔夫。
- 约上三五好友，去酒吧喝喝酒、打打牌。参与自己喜欢的休闲活动能让大脑得到片刻的休息。
- 不要给自己太多压力。虽然适度的压力有时反而有积极的效果，但不可太过头。稍微减少一点压力，看看大脑的反应速度是否变得更快了。
- 作息要规律，在工作中时刻保持大脑清醒。
- 每天都花一些时间静思己过，想想是否还有应该集中精力做却被忽略的事情。

- 不要急着去埋头解决问题，要学会剖析问题。发现眼前问题和自己所掌握事项之间的内在联系，总结出合适的应对模式。
- 提高自己的意识，打开自己的思路。

做决策的方法

斯图尔特教练最初在向凯特说起决策制定的时候，凯特的反应是“这跟我想学习的时间管理有什么关系？”凯特的疑惑实属正常，过一会儿她就明白决策制定对时间管理的重要之处了。

额叶在疲劳状态下也会有和受损时类似的问题。导致额叶疲劳的原因无外乎用脑过度和从事复杂的认知工作。在这样的状态下，人很难随心所欲地做出决定。举个例子，如果你在辛苦工作一天后去超市采购食物，你可能会很难对晚餐吃什么做出快速的决断。

戈德堡博士的实验

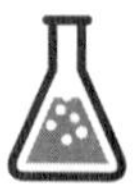

神经科学家埃尔农·戈德堡（Elhonon Goldberg）博士是现代最伟大的思想家之一。他是纽约医学院的教授，在额叶的相关研究上建树颇丰。他认为，额叶左右了人做出自由决定的能力。

在戈德堡所进行的一系列实验中，被试被分为两组，戈德堡给被试展示一个几何图案，然后要求他们从另两种图形里选一个出来。被试被告知选择不分对错，仅仅出于个人意愿。一组被试是身体健全的普通人，另一组则是各种类型的脑损伤者。

结果不出意料：身体健康的被试在选择过程中丝毫没有犹豫，而额叶受损的被试则难以做出决定。除额叶受损外的其他脑部受伤者在选择过程中也没有遇到困难。后来，戈德堡调整了实验条件，要求被试从两个图形中选择“最像的”和“最不像的”，结果也没有多大变化。额叶受损者所做的决定必须以上一次所做的决定为参照，他们无法做到随心所欲地随机选择。

大脑运作的方式

凯特很想知道自己做决定时大脑的情况。她为什么会鬼使神差般拖到周日晚上才想着去制订一周的计划？又是为什么做了一半就直接放弃了？这两个问题的答案其实很复杂，斯图尔特教练只得从头娓娓道来。凯特如果能了解影响决策制定的因素，一定能获益良多。

再谈谈背外侧前额叶皮层，它的主要特点如下：

- 它位于前额皮层的背侧面，是前额皮层的组成部分；
- 制订计划的主要功能区；
- 决策制定的主要功能区；
- 多巴胺作为一种具有多种作用的神经递质，对其正常工作起重要作用；

- 它与大脑中其他重要区域紧密相连；
- 在工作记忆过程中发挥了作用；
- 耗能巨大；
- 较易疲劳。

一直以来，人们通过观察身体器官发生功能异常时的反常表现来了解其所具有的重要性和作用。几十年前，人们曾经竟认为可以通过手术将前额皮层和大脑的其他部位切分开来！

前额白质切除术

1935 年，神经学家埃加斯·莫尼兹（Egas Moniz）开创了一种叫作“脑叶白质切除术”的全新手术，并借此在 1949 年获得了诺贝尔生理学和医学奖。该手术一直被使用到 20 世纪 50 年代中期。

该手术主要就是切断前额皮层与大脑额叶前部之间的连接。据一篇 1948 年发表于医学杂志上的研究生论文称，该手术成功治疗了顽固性疼痛、癫痫。

据说，该手术对患有情感障碍、精神分裂症、慢性焦虑症等其他一些严重疾病的病人均有治疗效果。不过，术后约有 10% 的病人患上了癫痫病。下面这件事就比较有意思了。《精神病学词典》写道：“病人在接受脑叶白质切除术后人格往往趋于变得冷漠和无责任心。其他副作用还包括注意力易分散、行为幼稚而滑稽、智力低下、缺乏纪律约束等。

一般而言，人的额叶白质受损会对其情绪和感觉产生很大影响，而且往往会在很大程度上将这些属性削弱。这样的病人的创造力和做决定的能力也远不及以前。由此可见，前额皮层和前额叶在人们生活与工作中的重要性。

现在，很多前额叶受损的病人仍有难以做决定和情绪感觉无波动的症状。前额皮层之所以非常适合进行推理和决策，是因为它直接与大脑中所有掌管运动和化学反应的区域相连。前额皮层甚至可以向自主神经系统发送信号，从而产生控制情绪的化学反应。

因此，我们必须好生呵护前额皮层。这不需要我们花什么额外的力气，只要做到以下几点基本的事项即可：

- 定期进行有氧运动；
- 保证拥有良好的睡眠；
- 保证充分地休息。

人的信息过滤能力

在日常生活中，我们每分每秒都暴露在巨量的信息之中。如果不对这些信息进行过滤，就无法甄别出可以用来做决断的有用信息，并剔除无用信息。前扣带回是大脑发挥该作用的主要组成部分——它将输入大脑的各种信息按优先级排列，并进一步剔除知之无益的信息。

当人专注于某事时，前扣带回处的活动就会更趋于频繁。精神分裂症病人的前扣带回体积通常较小，从而易引发过度刺激，引起各种症状。他们对信息过滤能力的缺失可能便是其罹患此症的原因。

我们可以通过一些主观能动的手段来增强前扣带回的功能。例如，在脑海中刻意地去想象自己想了解和关注的东西，这有助于前扣带回的运作。凯特对他人情绪状态上的感觉和变化非常敏感，她可以很快就辨别出一个人在某种情况下是否心中不快。这就是因为她的前扣带回过滤信息的功能比较发达。但是，如果问她刚刚从身边驶过的蓝色大众辉腾和蓝色劳斯莱斯幻影两款汽车之间的区别，她只会回答："这两部车都是蓝色的。"此时，不同物体之间外表上的差异之类的信息可能反而被过度过滤了。

每个人过滤信息的能力都有所不同。大多数人都有像别人接受信息的能力和自己是一样的这样的误解。一个人的基因、生活经历、价值观和欲望都会对过滤信息的能力产生影响，而且该能力的高低在人的一生中不断发生变化。

掌控情绪的大脑组成部分

大脑岛叶对人的决策制定也起着非常重要的作用。人的情感体验在很大程度上都要经由岛叶发挥的作用，进而转化为有意识的感觉，为决策的制定提供非常有价值的信息。岛叶还掌控着人所有的生理反应，如需要进食的时候会产生饥饿感。此外，岛叶还与一个人的社交需求、七情六欲和内疚感有关。

最后，再来说说杏仁核。它掌控着不安、恐惧、沮丧等各种情感，对人的情绪体验也发挥着重要的作用。

上述所有大脑的组成部分都在其没有察觉的情况下接收并处理了大量信息。所以，人在有的时候会觉得没来由地就产生某种情绪。每当这种时候，我们可以试着让自己平静下来，看看能否感知到自己的潜意识，可能就会在做出决断前猛然忆及一些重要的事情。

大脑中的化学物质

多巴胺是人在决策制定过程中发挥着举足轻重作用的一种神经递质。它与大脑的奖励系统、注意力系统以及决策过程有关。

多巴胺对决策制定的影响

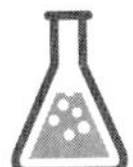

为研究人的决策制定过程，伦敦大学学院曾进行过数个有意思的实验。在第一个实验中，研究人员利用图像技术检测被试大脑中对某种体验的享受程度的一个未知信号。他们随后发现，该信号可用来预测一个人的选择。

研究人员猜测该信号就是多巴胺。于是，他们又进行了一个实验：对多巴胺系统进行一定干预，看看结果如何。被试收到一份列有世界各地 80 处度假胜地的清单，要求他们按从低到高共 6 个等级进行评分。在这个过程中，被试被要求边吃糖丸边想象自己身处其中（40处度假胜地的某处）的情景，并将它们单独罗列出来。

随后，被试被要求服用能促使脑内分泌多巴胺的药物。然后，被试接着被要求想象自己身处其余40处度假胜地的情景，进行评分后也是将它们单独罗列出来。到了实验的第二天，被试被要求从前后两份清单中选择更想要去度假的地方。实验结果是，被试更倾向于选择受到多巴胺含量增加影响时所选择的去处。

实验负责人塔利·沙罗特（Tali Sharot）博士表示："我们的研究结果表明，在现实生活中，当我们在多个选择之间摇摆不定、迟迟无法做出决定时，多巴胺或许可以使我们对未来的选择提前产生愉悦感，促使人们做出选择。"

所以说，当人处在较高的多巴胺水平下时，对事物的评价可能也更高，选择的倾向性也更明显。那么，多巴胺对人造成的这种影响究竟能达到怎样的程度呢？

即时满足

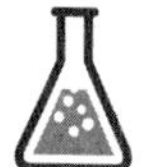

伦敦大学学院的雷·多兰（Ray Dolan）教授所进行的另一项实验表明，多巴胺的增加会促使人们倾向于获得即刻的满足，而非回报速度较慢的收益，哪怕后者更可观。

被试被分为2组，其中一组服用安慰剂，而另一组服用促使多巴胺分泌的一种药物，然后他们需要选择是要"少而快"

还是“多而慢”的报偿。例如，他们可以选择在 2 周后收到 15 英镑，或 6 个月后收到 57 英镑。

参与这项研究的亚历克斯·派恩（Alex Pine）博士认为：“我们每天都在做类似的决定——要么及时行乐，要么延迟满足。你是要今天就买回新款苹果手机，还是等 6 个月价格跌下来以后再购买？你是坚持减肥还是吃下眼前让人垂涎欲滴的蛋糕？你是拿出书温习备考还是多看一会儿电视？”

多兰教授所做的实验结果表明，所有被试在大脑多巴胺水平较高时，都倾向于选择“少而快”的即时满足。研究者反正省钱了，因为虽然需要较早支付这笔钱，但是 15 英镑可比 57 英镑少多了！

那这对凯特来说有什么重要的呢？从长期来看，坚持锻炼往往能让人获益匪浅。凯特要是想坚持下去而不被“少而快”的利益所诱惑，就必须先让自己进入理智的思考状态。在这样的状态下，人们往往会选择健康有益的饮食方案、沉下心来完成本来想拖到以后再做的烦琐工作。注重未来丰厚回报的理性战胜了及时享乐的本能。

凯特目前是这样看待锻炼身体的：

- 她十分享受在健身房挥汗如雨的感觉；
- 3 个月内就能看到身材的变化；
- 减少今后罹患疾病的可能性，如心脏病；
- 这是应该要做的正事。

对凯特来说，和朋友一起去逛蛋糕店享用糕点、窝在沙发里看看书等放松活动一样具有诱惑力，她选择坚持锻炼也是经过了内心的斗争的。要知道，感官上的诱惑会立刻提高大脑内多巴胺水平，使人倾向于意气用事，虽说这种效果是暂时的。假设凯特在下班回家的路上，看到一则这样的广告：两个友人挨着火炉惬意地窝在沙发里品着美酒，这种享受画面便会激发凯特大脑中的"奖励期望"，并分泌出多巴胺。这样一来，凯特显然就很容易忍不住打电话约朋友下班后去喝个小酒，而把锻炼的事抛诸脑后。

其实，我们对很多事情并非一定要纠结于两难选择中。想象一下，如果你在锻炼时也能体会到脑内多巴胺急剧分泌的快感，就像和朋友一起喝酒、观看体育比赛、玩游戏一样，那将是多么美好的体验。只要把锻炼也想办法变成能刺激多巴胺分泌的一项活动，那做起来不仅自己心甘情愿，往往还能事半功倍。

具体行动

凯特的行动清单

凯特需要做如下事项。

- 借助一切手段让自己尽量享受在健身房锻炼的过程。例如，锻炼的时候可以同时听自己喜欢的音乐，好好体验这令人身心愉悦的感受。

- 不断地举重让肌肉变得强韧；不懈地奔跑让腿脚变得更灵活；拼尽全力做仰卧起坐让腹肌前所未有地紧致。好好体会这种变强的感觉。每次训练都能让她切实感到身心正一点一点地发生变化，具有良好的激励作用。
- 试着想象在健身房锻炼的情景，以模拟进入兴奋、积极的状态。
- 将上述这样的状态和模拟想象的过程用某种媒介手段关联起来。例如，在快到健身房的时候听一首欢快的歌，或者喷一点运动体香剂。

我们可以举一反三地将这一策略运用到任何事情上。我们的大脑并不是天生就觉得喝酒能比锻炼带来更多的乐趣。以进化论的眼光来看，应该是反过来才对。虽然，人们都觉得享乐就是比锻炼要更加吸引人，但如果你想更轻松地管理自己的时间，就一定要排除万难，端正自己的心态。

正确决策制定的小贴士

- 保持工作场所环境整洁。
- 定时休息，常使前额皮层放松。
- 相信来自潜意识的感觉，尽可能地迎合大脑所传递的信息。
- 看看有哪些事总是做了后悔却屡次再犯。例如，在工作日晚上喝了太多酒、没法锻炼，等等。
- 弄清楚自己把早该做出的决定一拖再拖的原因所在。慢慢改善这样的状况，争取做一个果断的人。

做正确决策的好处

- 切实地为达成目标付诸实际行动，并最终达成目标。
- 为践行自己的承诺而感到自豪。
- 别人都会觉得你是一个正直的人，有助于改善人际关系和增进影响他人、领导他人的能力。
- 由于毫不费力就能做出明智的决定，因此生活的各方面也变得更加轻松。

第 5 章

聪明的头脑就一定会想个不停吗

对婕茜来说，这个世界是学无止境的。在医学院求学的时候，她早已习惯于接受一场接一场的考试。自从记事以来，她学习的脚步便一刻都未曾停下。不过，眼下她有了自己的事业，已与她作为医学生时的情况有所不同，她必须在工作中不断学习，这个过程并非一帆风顺。最近，她正考虑要新建一个业务部门，却苦于对适用的法律架构知之甚少，而且还得重新挖掘新客户。

她担心有些东西不是每天都能用到的，因此自己会记不住。她对斯图尔特教练表达了自己的烦恼，她认为，毕竟自己上了年纪，学东西记事情无法与年轻时相比。

最近，婕茜参加了一门讲授社区利益公司相关知识的培训课。课程结束后，她却因发现自己脑海中不曾留下多少记忆而感到无比沮丧。她隐隐担心是不是新学的知识会把她以前习得的知识从脑海中挤出去，从而取而代之。她有一种脑容量告急的无力感。

当今社会，新的信息和知识如潮水般源源不断地涌现出来，如果能时刻做到知识的更新那一定再好不过。互联网上满是值得公司和个人学习的知识，但问题在于我们缺少充分的空闲时间去学习。为了挤出时间给自己“充电”，前一天晚上，婕茜凌晨 1:30 还在浏览某大型组织的官方网站。不过，开夜车的坏处也很明显：她在出席那些乏善可陈的会议时总是昏昏欲睡，会议内容也完全没能听进去。

情况分析

斯图尔特对婕茜所担忧的事项进行了如下总结：

- 她正在努力学习所有对工作很重要的新知识；
- 她担心自己记不住这些知识；
- 她将很多业余时间仍旧用在了和工作相关的事情上。

本章将指导你优化学习新事物的方法，助你过上作息平衡的快乐生活，想必能让你受益终生。

工作中的大脑

大脑是一个令人叹为观止的器官。在微观层面上，它由数百万个相互关联的细胞组成。这些细胞无时无刻不在互通有无，包括在睡眠的时候。该过程决定了我们学习和记忆的质量。

大脑工作时遵循着一定的模式。这种模式就是指知识的有机组合，也被叫作“图式”。图式是神经元经过相互交流后形成的一种处理事情的途径。既有图式也可以互相重组成为新的图式。例如，婕茜学习自己不熟悉的新法律架构的过程就是在自己所熟悉的其他老架构上增添新的知识，她对老架构可谓了若指掌。这种有据可循的学习方法比从头学起简单、高效得多。

大脑倾向于高效地处理事情，并且会尽可能地将问题简化。斯图尔特认为，婕茜一定要贯彻这种"图式叠加"的学习方法，事业成功与否就取决于这个方法掌握得好不好了。如果婕茜能够清楚学习的过程，一定会事半功倍。

赫布学习法

在 20 世纪 40 年代，加拿大神经心理学家唐纳德·赫布（Donald Hebb）提出了一种以突触传递为基础的学习和记忆理论。该理论现在有好几种叫法，其中一种就叫作"赫布学习法"。我在前文介绍过，脑神经细胞之间是通过突触的末端——轴突——传递信息的。各个轴突不会直接接触，它们之间有一定的间隙，我们称之为"突触间隙"。赫布所提出的理论，其本质归纳为一句话就是："功能上有所联系的神经细胞互相之间也是相连的。"

神经细胞在受到刺激后会互相传递信息。在你阅读本书的时候，你的大脑中就有成千上万的神经细胞在互相刺激。其中一些已多次互相传递过信息，再次传递时就会变得更快、更容易、更高效。

赫布的这一发现对很多领域都有帮助。在了解这方面的知识并付诸实践后，婕茜发现自己的记忆水平获得了立竿见影的提升。脑细胞利用频率越高，对信息的记忆就越牢固，之后对信息的调用也更轻松。婕茜一定要知道，自己的大脑具有相当高的灵活性，并且如何运用大脑主要取决于自己。

一只耳朵进，一只耳朵出

婕茜一直苦恼记不住在培训课中老师所讲授的知识。在最近的一节课上，她觉得上课的节奏太快，甚至都来不及记笔记，她发现，自己当天晚上就已经把早上所学的关于法律和金融的知识尽数还给了老师。因此，她觉得自己去上课纯属浪费时间。

记忆是一种比较复杂的过程。它分为好几种类型，作用也各有不同。而婕茜在培训课程中要用到的是一种叫作“语义记忆”的类型。该记忆类型主要用于记忆基于抽象概念的信息，与经验记忆有所不同。像法律、金融学科中的抽象知识点是无法凭借个人经验来理解的，所以记起来会比较困难。

像这种纯概念性的知识只学一次是极难在记忆中长久留存的。举个例子，一个刚与你认识的人将他的电话号码或电子邮箱地址报给了你，由于你恰巧没有纸和笔，所以你就会通过在脑海里不断重复这串号码来记住它们。虽说这样做可以撑到你找到纸笔记下来这串号码为止，但哪怕就在当天，恰巧有人要求你回想起来，你会发现自己的脑海里早就没什么印象了。这种“健忘”现象出现的原因，就是你记忆这条信息的神经网络并没有被搭建起来。

将记忆牢固地建立起来的方法

如果一个人在学习某些重要的新概念的同时，还能有机会建立与之相关的体验——例如，想象一下这些概念发挥作用的场景，或者如何向他人解释这些概念，那么在记忆的过程中就可以带入自己的情感、加深自己的理解，相关的神经网络也会建立得更为牢固。在这之后，如果还能够定期回顾，例如，每天一次、每周一次，甚至每月一次，其在脑海中留下的记忆印记就更深刻了。我们今后就可以在需要时轻易地调取记忆中的信息了。

告急的脑容量

婕茜还担心自己的脑容量已然告急。毕竟学习了这么多年了，她觉得新学的知识会把过往的知识从大脑中踢出去。斯图尔特则认为，婕茜有必要了解一下一位获得“神经科学终身成就奖”的女科学家莱斯利·昂格莱德（Leslie Ungerleider）的发现。昂格莱德提出，当人们在练习某项新技能时，神经网络中会进入很多新的神经元以负责该新技能的渐趋熟练。实验内容是训练被试学习各种各样的手指运动。刚开始时，只有少量的神经元参与了训练的过程。但随着时间的推移，参与进来的神经元变得越来越多。真正有意思的是，主试发现就算不进行进一步的训练，仍可以检测到大脑发生的变化。就是说，我们刚开始学习新事物时，只有少量神经元参与了记忆。但随着时间的推移和不断重复的训练，参与进来的神经元会越来越多，熟练度也会越来越高，而这个过程需要充分的休息来保证。

婕茜现在知道了记忆过程的原理。如果她一直不调用自己在五年前就学到的知识，这些知识就会一直沉睡在她的记忆深处；而当她再次需要这些知识时，她很快就能将其重拾，她会比初学者更轻易掌握这些知识，也就是说，总有一些残存的神经元网络长期留存于大脑中。婕茜豁然开朗，她想起每次回印度探亲时，都会发生类似的情况。她觉得自己长期不说旁遮普语，想必已十分生疏了。所以，她坐在飞机上的时候一直在回想，结果每次都能把家乡话迅速回忆起来。

让生活环境更加丰富

下午
8:00
明天我要睡一整天
婕茜
去上语言培训课啦……
好好充电，争取进步！

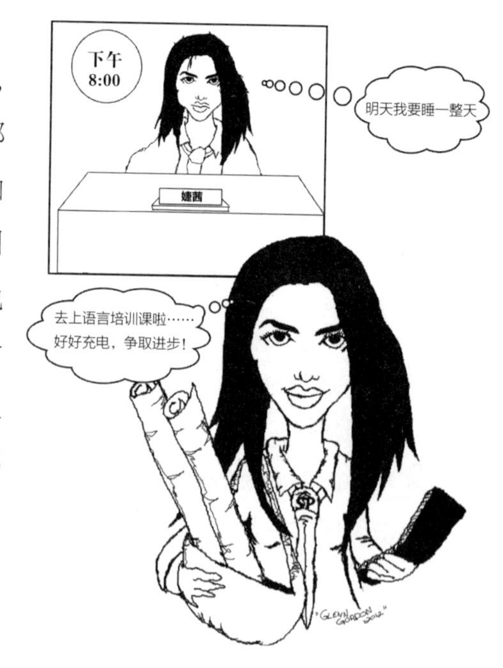

上次和教练谈完心后，婕茜就下定决心每个月都尝试一样新事物，从瑜伽课开始。斯图尔特教练则希望婕茜能够持之以恒地坚持下去，真正养成做瑜伽的习惯。他还希望她从中举一反三，在余生中都能保持良好的学习习惯。

我在第 1 章中介绍了比尔·格林诺所进行的小

鼠实验，揭示了环境的好坏对做事效率和有效性的影响。凯特从中受到启发，避免了长时间处于不堪重负的状态。你应该记得，比尔在实验中为一部分小鼠提供了“近乎迪士尼般的生活环境”。他发现，这些小鼠脑部突触的数量比生活环境相对贫瘠、孤独的小鼠多出 25%。

小鼠实验的启示：长寿和苗条的诀窍

这些年来，研究者做了很多类似的实验，得出的结果都非常相似。这些实验为不同的小鼠分别设置了三种不同的环境：第一种是让一只小鼠在没有同类陪伴的环境中独处且给到的刺激十分有限，食物和水也很少；第二种是给一只小鼠添了两个小伙伴，还配了一个跑步轮；第三种是让一只小鼠和它的兄弟姐妹、后代生活在一起，还配了很多玩具。小鼠们在这三种环境中分别生活了数月，然后研究者对它们的大脑做了检测。

在第三种环境中生活的小鼠明显比另外两只的大脑体积更大、神经元更多，神经递质的数量也颇高，这说明神经元之间突触连接较多，而且这只小鼠寿命更长，体脂含量更低。此外，该小鼠大脑内的树突棘也较为丰富。树突棘是神经元间形成突触的部位。

更大的大脑、更多的神经元和潜在连接意味着更明显的善于学习的倾向。神经学上的接入点数量与生活、情感体验的数量是呈正比的，接入点数量越多越有利于新的记忆的形成。

婕茜目前正努力地让自己多体验生活，从而提高自己的学习能力。如果她一直就是按“886”的模式工作，唯一的休息天却窝在家里看八卦杂志，这可不算什么充实的生活，她学习新事物的能力也肯定比不过那些生活多姿多彩的人。

知识的实际运用

斯图尔特认为，婕茜要想能以万全的状态应对她所面临的任何挑战，就一定要彻底了解事态才行。婕茜每周都要学习新的事物，但事后真要派用场时她总是记不清某些知识点。每每此时她便非常沮丧，有时她会觉得自己所学的知识就这么从脑海中平白无故地消失了！

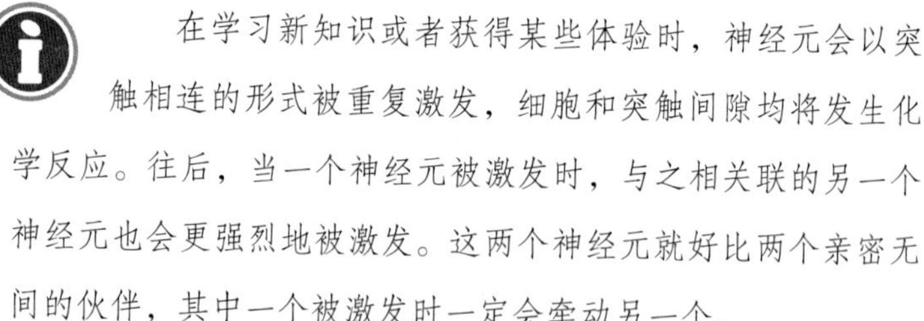

记忆的原理

在学习新知识或者获得某些体验时，神经元会以突触相连的形式被重复激发，细胞和突触间隙均将发生化学反应。往后，当一个神经元被激发时，与之相关联的另一个神经元也会更强烈地被激发。这两个神经元就好比两个亲密无间的伙伴，其中一个被激发时一定会牵动另一个。

所以，如果你听到“驯鹿”，可能就会联想起圣诞歌曲里的“红鼻子鲁道夫”，而不会是美味的芬兰菜；听到“本”和“杰瑞”，可能会联想到仅次于哈根达斯的美国第二大冰淇淋品牌。如果你对该品牌的冰淇淋比较熟悉，甚至脑海中还会浮现出它的外观、舀取时的触感和甜美的滋味。

神经细胞和突触所发生的这种化学反应被称为“长时程增强作用”。神经网络被建立起来后将长期存在。但要记住，虽然通过运用这样的方法我们较易记忆和学习新事物，却并不完全等同于“硬接线”。也就是说，即使某神经网络已存在数十年之久，仍可根据情况拆分、重组。

婕茜的祖母以前常说：“江山易改，本性难移。”这句话长久以来一直深埋于婕茜心底。婕茜的一位老师曾经对她说：“努力付出，终有回报。”她常常也能回忆起这句话。现在，每当她想做成某件事时，都会不自觉地努力争取。

所谓天道酬勤，婕茜也享受努力坚持的过程。不过有时候，她也会因为自己并没有很努力而深感自责。例如，她有时会忙于处理自己负责的其他事务，而没能对新客户的首次咨询做好充分的准备。再例如，她运动锻炼很大一部分依靠奔波于参加会议路上的大量步行，她常常会有一种自欺欺人的感觉。如果她真的愿意付出努力，每周应该去健身两次。另外，我们在生活和工作中总需要认识新的人、结交新的朋友，但在漫长的一天结束后，婕茜却不总是愿意出门社交，她在回家路上耗尽仅存的那点体力，一到家就休息了。

婕茜在谈到自己的这些体验时，意识到自己偷懒的时候总会自我否定，例如，“我就是很懒”“我又没努力怎么会成功呢”“我永远做不成大事”。她甚至没觉得有时对自己太过苛刻了，这就是因为那位老师曾教导过她要努力进取的经历对她产生了一定的影响。这当中有些问题一直困扰着她。

江山会改，本性也会移

人的想法可能会忽然发生改变。婕茜一度十分热爱有关圣诞节的一切事物，喜欢红鼻子驯鹿鲁道夫和很多它出镜的电影。直到有一天，还在医学院学习的她参与了对一名中年男子的治疗，当时，该男子鼻子受轻伤没多久。婕茜起初没太多想，接着，他被分进了婕茜看管的病房里。由于婕茜没有亲自为他做过护理，所以婕茜对他的印象停留在这是个病房拐角处长着鲁道夫一样的鼻子的面善男病人。当然，关于鼻子的形状有主观臆想的成分。

后来婕茜被调到其他病房。有一次，她回原来的病房找一位护士朋友说话，而眼前的一幕令她震惊：那位男病人的鼻子大部分都不见了。护士朋友向她解释说，这位病人患有蜂窝组织炎且抗拒一切药物治疗，因此不得不割除患部保命。在这样的刺激下，驯鹿鲁道夫在婕茜心中的形象突然间变得不忍直视。

人的行为也有可能会突然发生改变。婕茜在刚开始从医时护理过一位名叫格兰达（Glenda）的女病人（时年 24 岁，患有皮肤癌）。婕茜给病人抽血时喜欢分散他们的注意力，所以就问她放假准备去哪里玩。格兰达说她还想去一次马尔代夫，因为她上次去玩得挺开心的。然而，婕茜作为护理人员是有责任告知皮肤癌病人接受日光照射的危险的，但稳定病人情绪也很重要，于是婕茜陷入了讲也不是，不讲也不是的尴尬境地。因为稍有不慎可能就会把事情弄僵。

为什么当地人总是
嘟嘟囔囔地说把
手臂晒黑的事呢？

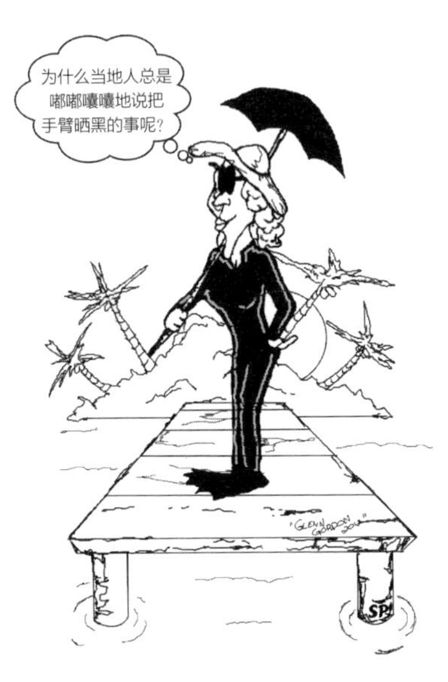

婕茜只好小心翼翼地问她当时晒太阳有何感觉。格兰达惊奇地表示自己可没去晒太阳。自打她知道自己患上了皮肤癌时起，就算后来接受了成功的诊治，也不曾将皮肤裸露在阳光下，在马尔代夫旅游的过程中也是一样。她给婕茜看了夹在钱包里的旅行照，照片里的她穿着极像潜水服的遮阳服、戴着帽子，待在阴凉处。这样一位注重时尚打扮的女性，为了身体健康，在穿搭上彻底地妥协了。

努力付出，方有所得

斯图尔特希望婕茜能认识到自己大脑的强大之处——灵活性。人的大脑会根据需要做出相应的变化，在适应环境后还能依据人的需要不断优化。斯图尔特得知，婕茜曾一度认为自己学不进新事物、容易忘事是上了年纪的缘故。他想证明给婕茜看，即使一个人丧失了一切有利于学习的条件，如果陷入最困难的境地，就有继续学习的可能性。

化腐朽为神奇

一位叫妮可（Nicole）的女性患了中风，身体一侧瘫痪。在过去，人们认为如果两周之内瘫痪的躯体不能恢复知觉，大概一辈子就只能这样了。瘫痪的原因是大脑内负责该侧肢体运动和感觉的部分已经坏死。

妮可的主治医师是爱德华·陶布（Edward Taub）博士。他为病人做复健的方法是强迫他们去使用受损侧的手臂。通过运用这样的治疗方法，新的神经元代替了原来已经坏死的神经元，从而一步一步地重塑病人的行为，赋予了他们新生。

在为期两周的复健治疗行将结束时，妮可再也不觉得自己搭不了纽扣了，她给自己的病号服按上纽扣的动作可麻利了。她感叹道："人整体的心态真的会改变其做事情的能力。"

陶布博士的治疗策略中有很大一部分来自他早期在猴子身上做实验时的经历。通过实验他了解到，如果只给猴子设置"唯一条件"——即仅当猴子取到食物才给予奖励，猴子的能力就会止步不前；只有用每当猴子做出哪怕一小步努力的时候就给予奖励这样的方法来"塑造"它们的行为，才能逐步引导它们最终取得成功。

婕茜意识到，如果神经元能通过锻炼代替其他的神经元，那么学习发展公司业务自然也难不倒大脑啰。

学习文化

一位我非常尊敬的朋友与我分享了她在一家位于美国的全球公司中任职时的一些经验。我们以前曾一起研究过学习发展涉及的神经科学，她对这个领域拥有极大的热情。进入那家公司工作后，她惊异地发现这家公司将学习视为一种对问题的补救手段——只有在发生问题时，才会想起来组织培训课程。要是出现员工表现不佳的情况，就会让教练来指导和纠正员工。至少她看到的情况是这样的。

人们对学习漠不关心是相当普遍的情况。但这家公司的这种做法又是怎么回事？

后来，这家公司在她所带领的团队的帮助下彻底改头换面——从公司要求员工不断学习新知识到员工主动学习。员工有责任管理好自己的职业生涯。员工开始学会自己规划未来，在通过学习获得进步后，做到了自我成长。在之后的工作表现评估中，学习也成了一个考量标准。首先是要建立一支学习团队，团队成员的一切行动如己所愿，包括学习的科目、课程架构和学习的过程，一切事宜皆自主为之。

由于公司提供这样的机会，员工对工作的投入程度明显增加了很多。哪怕员工通过其他一般途径也能不断地学习和进步，但在上述的这种思想转变的基础上再配以优秀的课程仍是必不可少的。

可能性的广度

我们通常会给自己设限。但是，大量的研究都揭示了这样一个道理：我们所相信的很多事情，不论看上去多么真实和纯粹，都是一厢情愿的幻想和内心软弱的体现。世人多受此所累。像“做自己想做的事”之类的口号，会让听者感到虚无缥缈，缺乏真实感。

所以我们要想拓宽自身对可能性的认识，就要参考其他人的案例。以下事例讲述了一个人通过刻苦地集中注意力和实践，终成记忆专家的过程。

刻苦的练习

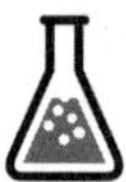

K. 安德斯·埃里克森（K Anders Ericsson）博士是瑞典的一位心理学家，他致力于对逸才的研究。他一生成果颇丰，为该领域做出了很大的贡献。他的一项研究的被试是一名普通的学生，他称这名学生为“SF”。刚开始，被试被要求记住一些数字，然后背诵出来。这个学生至多可以记住约7个数字，处于正常水平。

SF同时还是一位狂热的越野跑爱好者，对他来说，数字“358”是非常好的成绩——3分钟58秒。当遇到“3”开头的数字时，SF便把后几个数字记作秒和毫秒。例如，“3493”记作3分49.3秒。SF在实验室过程中经过230个小时的练习后，已经能够记住79个数字了。他的成绩比任何一名其他被试的都要好，甚至连拥有“图像记忆”的人也难以望其项背。在以前，只有终身都在进行记忆训练的人才能达到他在这段时间内取得的成绩。

在实验中，埃里克森博士本来可以让普通学生完成其他任务。不过，他却选择了记忆数字。在对 2006 年美国拼字大赛决赛选手进行研究后，他得出结论："迄今为止，预示某人能否成功的最佳指标是私底下接受训练的时长。"

婕茜很想提高自己的学习能力，当务之急就是要找到适合她的学习方法。斯图尔特提出了由托马斯（Thomas）和罗宾逊（Robinson）于 1972 年创立的"PQ4R"策略，该策略以丰富的神经学知识作为基础。

现在，婕茜觉得要做到上述这些事情，大概又要缩短睡觉的时间了，于是把自己的想法如实地表达了出来。斯图尔特知道婕茜是一个喜欢刨根问底的人，也知道她"为了完成更多工作"经常牺牲自己的睡眠。因此，他决定向婕茜说明睡眠对学习的重要性。

马修·沃克（Matthew Walker）对睡眠进行的研究强有力地鼓励人们将改善睡眠纳入学习策略的一部分。他发现，在学习的过程中保证睡眠可以提升效果。人处在睡眠状态中的时候，大脑中涉及学习的回路的状态得以恢复，而且其性能也得到进一步的加强。有证据表明，人在睡梦中甚至还能"运用"刚刚学到的东西。

睡梦的价值

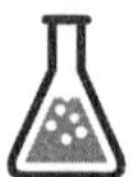

比利时列日大学的皮埃尔·马奎特（Pierre Maquet）在他所做的一项实验中检测了正在玩一款电子游戏的人的大脑活动。在游戏中，被试的任务是探索一个虚拟城镇。此时，被试的海马体处于高亮状态。而海马体具有空间导航的功能，是大脑中非常重要的一个区域。当天晚上，马奎特发现被试在就寝后，海马体又处于高亮状态。

在另一项类似的睡眠实验中，被试被要求玩俄罗斯方块。第二天，被试都反映说晚上梦见往下掉落的方块。

马修·沃克还发现，一个人在白天学习的强度越大，在睡梦中得到相应的反馈就越多。于是他对游戏玩家做了深入的研究，然后发现“海马体在晚上睡觉时反应的强烈程度，与被试第二天在游戏中的表现呈正比”。他认为：“白天大脑学习的东西越多，晚上对睡眠的需求就越大。”

所以，如果婕茜想充分消化自己所学的知识，就得好好睡觉。只不过，婕茜长期以来的生活作息并没能遵循身体的本能。

改善学习的小贴士

- 在接受培训前先明确自己上课的目的。列出需要通过上课解决的问题，这将更有利于我们重点掌握这部分知识。
- 记下学习中的关键点，经常去回顾它们，直至达到信手拈来的程度为止。

- 利用像等火车时的碎片时间回顾新学到的知识。在脑海中一样一样地想一遍，碰到记不清的知识马上去温习。
- 设定明确的学习目标。留出专门用于学习的时间。
- 试试看保证八小时睡眠带来的效果。

掌握学习方法带来的好处

- 从学习中能够有更多的收获。将知识应用于生活实践，便能成为你无往不利的力量。
- 了解竞争对手所不了解的重要信息，永远领先一步。
- 武装自己的头脑，看待世界的方法也会发生相应的变化。
- 严格贯彻上述事项，保持健康、平衡的生活作息，将自己从死板、低效的伏案学习中解放出来。

第 6 章

事半功倍的奥秘

如何掌握能够提高生产力的工作习惯，并让自己做成重要的事情?

本在上次接受完教练指导后就一直在按照自己的行动清单执行。他发现，简单易行的小事做起来还算容易。不过，他仍旧对简不满，简做事的效率在这样竞争激烈的环境中显得太过低下了。他对斯图尔特说，简如果不能好好干，就只能迎来被淘汰的命运。

斯图尔特注意到本说话的声音听起来比往常更加疲惫，于是向他询问了情况。本说自己和妻子丽贝卡前一天晚上又吵架了，妻子觉得他上班时间太长，而两人相聚的时光则太短，好不容易盼到在一起的时候，却总是做一些本想做的事情，从不征求她的意见。本觉得妻子无理取闹，觉得她反而得感激自己在安排事情上花了心思；而妻子觉得自己不是不喜欢本愿意做的事情，她只是想多安排一些彼此都喜欢的事罢了。

本现在同时面对来自工作、生活的多方挑战，斯图尔特问他处在这样的压力之下是否尚能承受。本告诉斯图尔特自己的情况不是很好，白天他为了提神，最简单的方法就是喝大量咖啡。此外，他还会吃很多巧克力来补充能量。不过，这样的习惯直接导致了体重增加，让曾经身体健康、体态健美的他身材走样。他觉得自己应该马上停止这样的生活方式，但这其中的阻力似乎比他想象的要大。现在，他隐隐担心自己的世界已处在分崩离析的边缘并且急着把一切重新掌控起来。他不是不知道自己想成为什么样的人，只是最近感觉自己背离这条路越来越远。他觉得自己有数不清的事情要花精力去盯着，而且问题还总是在自己能意识到之前就出现。

情况分析

斯图尔特将本自己已经认识到并想改变的做法列举了出来：

- 对女助理简从没好脸色；
- 处于压力中时吃大量高糖食物；
- 靠喝咖啡补充体力；
- 不征求妻子意见便自顾自地决定两人的共同活动；
- 做出决定后迟迟不行动。

本章将揭示如何做到事半功倍的关键所在——即良好的做事习惯所包含的神经科学原理。良好的习惯会为你腾出额外的脑容量和精力，以应对各种极富挑战性的任务，还能提高一个人做事的效率、有效性和生产力，留出时间供自己放松和做自己喜欢做的事。

好习惯的神经科学原理

有人认为，一个人的习惯是与生俱来的，不会因个人的意志而有所改变。斯图尔特却想向本证明，任何习惯的形成都是受人为影响的。

习惯形成的最基本单位是神经回路。第 3 章中，本通过学习了解到突触之间通过相互联系形成联结。而在习惯的形成上也会发生同样的情况。第 5 章中，婕茜在学习新事物的过程中也经历了类似的过程。每当我们获得新的信息、得到新的体验时，我们的脑中都会形成新的突触联结，即神经回路；而当我们反复调用这些神经回路时，就能养成某种习惯。下文将为你详细介绍习惯养成的具体过程。

基底神经节对习惯的逐步养成至关重要。基底神经节与涉及决策制定的前脑和控制肢体运动的中脑相连，将人的思想与肢体运动联系起来。基底神经节中与习惯养成有关的主要部位被称为“纹状体”。

神经元向纹状体输送的物质中含有多巴胺。当一个人处于某种特定情况下的时候，神经元会向纹状体输送奖励性质的反馈，这有助于其养成习惯。为了得到相同的反馈，个体就很容易重复之前的动作。举个例子，简在本正忙得不可开交的时候抛出很多问题，逼得本大光其火地把她赶走，接着做自己手上的事。在这个过程中，本的大脑中其实分泌了多巴胺，下次再发生类似的情况，本发起火来就更加顺理成章了。

一系列事件的接连发生是使其成为习惯的重要条件。随着时间的推移，这些事件在不断的重复中被培养成了一种习惯。这时，改变其中一个事件则可能会破坏原有的习惯；同样，首个事件如果被制止，也可以防止其顺势成为习惯。

巧克力的真相

有些习惯是一个人出于自我保护的目的而形成的。前文提到，本在感到有压力时会吃下很多巧克力。吃巧克力的行为能促进内啡肽的释放，而内啡肽被誉为“快乐激素”，有减轻疼痛和压力的作用。本在不顺心的时候，如项目做得不好或夫妻闹矛盾时，吃点巧克力就会让他感觉好受些。

巧克力的摄入还会导致个体分泌更多的苯乙胺，该物质会使人感到兴奋和清醒。所以，本就靠吃巧克力来补充能量和集中精神。巧克力中还有其他一些物质会激活分泌多巴胺的受体，让人产生放松的感觉。

还有，之所以有些人靠巧克力“续命”，其原因之一是巧克力富含可可碱，该物质的作用类似于咖啡中的咖啡因。所以也不难理解本通过吃巧克力的确获得了一定的益处。但是，他同时也要面对一些负面影响，如体重增加、情绪失控，还有可能蛀牙。本还发现，糖对自己产生的积极效果很快就会消失，结果只会令自己更加不快。我们要认识到这样一个事实：人们往往是由于某种积极的意图在无意识中养成习惯的。

本想让自己从不顺心的压力状态中解脱出来，不想再无精打采、浑浑噩噩下去了。我们之所以要去了解习惯养成的原理，是因为我们都是希望好的习惯能稳定地给自己带来好处，而且不需要付出任何代价。

一旦下定决心做出改变，我们所面临的问题就不是要不要改变习惯，而是如何改变习惯了。

改变习惯

改变习惯要分几步走。在此之前，我们需要明确一点：既然一同被激发的细胞会联结在一起，那么改变习惯的过程中就要善加利用这个结论。已经形成的神经回路比仅利用了几次的神经回路要顽固得多。下次本再想通过吃巧克力提神的时候，他完全可以试试看搞笑漫画，这样新鲜的刺激或许能起到全然不同的提神效果。所以，改变习惯的第一步就是要去熟悉自己用来替换原有习惯的事物。对本来说，每天简单地看两分钟的漫画就能代替吃巧克力所带来的效果了。观看搞笑漫画是一项比较新颖且能促进多巴胺释放的活动，能让本在欢笑之余增强工作的劲头。

杰弗里·施瓦兹博士一直以帮助强迫症患者改变其强迫性习惯而为人所知。强迫症的起源是由于神经系统中形成了某些根深蒂固的习惯。强迫症患者往往会有很深程度的情绪抑郁。例如，有些人在离开房间前无论如何要先开关电灯 27 次才会罢休；还有些人在 15 分钟内不洗手就浑身难受。他们的这些“习惯”已经属于强迫性质了。相比之下，本对简发脾气根本算不上强迫性行为，尽管他觉得自己的坏脾气已经深入骨髓了。

接下来，本书将进一步深入探讨施瓦兹博士的研究发现，探究他的病人们是如何摆脱不必要的强迫性行为的。你可以按需学习相应原理来改变个人的一些不良习惯。

强迫行为

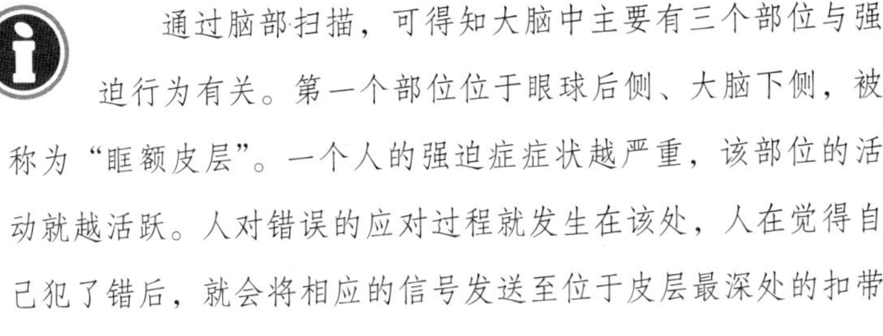

通过脑部扫描，可得知大脑中主要有三个部位与强迫行为有关。第一个部位位于眼球后侧、大脑下侧，被称为“眶额皮层”。一个人的强迫症症状越严重，该部位的活动就越活跃。人对错误的应对过程就发生在该处，人在觉得自己犯了错后，就会将相应的信号发送至位于皮层最深处的扣带回。前文也曾提及扣带回是过滤信息的主要屏障。

扣带回所发出的恐惧信号直达内心深处。为了摆脱这种虚妄的恐惧感，人就会产生做些什么的强烈愿望。尾状核的存在使我们思维的流动畅通无阻；而对于强迫症患者来说，思维会受到阻滞，难以流动。强迫症患者大脑中的眶额皮层、扣带回和尾状核这三个部位都处于一种过分活跃的状态。

可能你也有过思想或行为发生阻滞的经历。就以本的情况来说，他发现当简在自己周围做事时，自己总会觉得她做所有事情的节奏都非常慢，自己就好像着了魔似的非得紧盯着她的一举一动，这股劲头愈演愈烈，因此他一找到机会就把气一股脑儿地撒在简的头上，根本无法控制自己。

问题神经回路的修复

强迫症的最主要形成原因是尾状核受到阻滞。在这样的状态下，人难以产生新的想法，消极情绪便会如阴云般扩散开来。施瓦兹博士证明了可以通过人工干预的方式使尾状核恢复正常工作状态，但刚开始这一结论并没有引起什么反响。他认为，强迫症患者可以通过正确的方法打通自己面临的“阻滞”，即去做一些其他的事情，从而将自己从强迫行为中解放出来。简单地说，他的方法分为四个步骤，分别为：

1. 再确认；
2. 再归因；
3. 再聚焦；
4. 再评价。

他鼓励强迫症患者在症状发作时遵循上述步骤，成千上万的患者因此重获新生。施瓦兹的“四步走”方法无疑是强迫症治疗史上的一次飞跃。毕竟，在过去，强迫症患者们只能深陷阻滞之中难以自拔。让我们马上来分析一下本的情况。

通过施瓦兹提出的“四步走”，强迫症患者的脑中会建立起新的神经通路。由于这个过程令人愉快，因此会促进多巴胺的释放，而多巴胺的积极反馈机制会对新活动进行奖励，从而使整个神经回路得到巩固。随着时间的推移，该神经回路被不断重复调用而日趋牢固，其工作效率甚至会超越原有的神经回路。

妥瑞氏症从神经学层面上和强迫症颇有相似之处。妥瑞氏症患者周身常伴有一种难以名状的不适感，患者的躯体总会不由自主地抽搐或者患者会克制不住说脏话的冲动。不幸的是，患者越是想抑制住冲动，冲动就来得越猛烈。一旦患者的欲望屈服于冲动释放出来，患者就会有一种如释重负的感觉。妥瑞氏症患者感受到的强迫冲动与强迫症患者的感觉类似。

在这两种疾病中，连接皮层和基底神经节的神经回路都受到抑制。基底神经节对行为的转变非常重要。如果基底神经节功能失常，就会出现强迫和抽搐的症状。

妥瑞氏症的消除

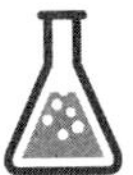

妥瑞氏症患者在试图抑制自己的症状时会出现怎样的情况？布拉德·彼得森（Brad Peterson）、吉姆·洛克曼（Jim Lockman）和耶鲁大学的一个研究小组利用功能性磁共振成像对妥瑞氏症患者进行了研究。利用功能性磁共振成像扫描，研究者可以通过血流的变化查看大脑中哪些部位处于活跃状态。实验中，患者被允许尽情释放抽搐冲动 40 秒，然后再抑制冲动 40 秒。在抑制冲动的过程中，其大脑的以下部位的活跃水平发生了变化：

- 前额皮层；
- 基底神经节；
- 前扣带回；
- 丘脑。

强迫症患者在症状发作和习惯养成的过程中，他们脑中的这些部位也同样被激活。

治疗强迫症的策略和治疗妥瑞氏症的策略非常相似，我们还可以进而设法改变不良习惯。

摆脱限制后带来的可能性

使瘫痪病人恢复运动能力

纽约一家医院的研究人员曾开展了一次关于努力使瘫痪病人恢复运动能力的实验。这在当时是一次意义重大的尝试。实验中的被试均因中风而瘫痪。在实验正式开始前，研究人员需要做的第一件事就是要告知被试在接受治疗后可能发生的正向变化。于是，研究人员开始将这一新的信号直接传递至被试的大脑中，促使他们的神经回路形成一定的固定模式。接下来，被试被要求通过看脑电波监视器的画面，观察大脑回应自身想法的过程。由于中风通常只会使身体的一侧瘫痪，被试被要求专注地移动正常侧的肢体的同时观察其脑电波变化。被试持续地进行着这一过程，大脑支配正常侧的肢体的运动是在无意识状态下发生的。

被试们不停地重复着这一过程，直到他们可以做到通过自己的意识来控制正常侧肢体的运动，而不是反过来通过肢体的运动来带动意识的时候为止。最终，他们将学会有意识地控制已经瘫痪的肢体，重拾运动能力。该结果产生的重要原因是，病人通过屏幕能够实时地观察到自己大脑的反应，得到视觉上的反馈。他们知道自己的努力尝试是否正确，还是需要做一定的调整。

了解摆脱限制后带来的可能性是十分重要的：

- 人们遇到的很多问题都是自我限制所致；
- 人们常会觉得自己面对的是无法克服的重重难关；
- 信仰的受限会导致人的故步自封；
- 人的意志力是十分强大的，人类往往能创造出自己认为能创造出来的东西；
- 要想做出改变，就要将期望设置在合理的范围内。

神经可塑性和习惯

20 世纪末，人们觉得大脑是无法改变的：一个人的性格将伴随他的一生；一个人的失败也会永远困扰着他。现在，我们都知道大脑是具有可塑性的，人在到了某个年龄段后脑细胞才会开始减少，但仍有再生的可能性。新的脑细胞产生是一种自然的过程，被称为“神经发生”，这有着十分重要的作用。

有关大脑的理论风向在很短的时间内经历了相当多次的转变，从神经可塑性的兴盛史便可见一斑。最开始的时候，神经可塑性理论的先驱迈克·默曾尼奇（Mike Merzenich）证明了脑细胞是能够改变的，一位诺贝尔奖获得者对此进行了嘲讽。默曾尼奇曾表示：“我觉得，20 世纪 90 年代初的神经科学家里只有 10%~15% 的人会觉得成年人的神经具有可塑性。即使到了 21 世纪 50 年代中期，认同者估计也就只有 50%。”而时至今日，神经具有可塑性已毫无疑问，我们在实践中可运用该理论帮助人们摆脱旧习惯的桎梏。

左右不对称的小提琴演奏者

我有一个朋友会拉小提琴且水平很高，我结婚的时候，就请她在婚礼上进行了演奏。如果研究者对这位朋友和其他小提琴演奏者的大脑进行扫描检查，则会发现一件非常有意思的事情：负责管控人体触觉的体感皮层的体积变大了。不过，变大了的只有对应左手手指的一侧。这是因为拉琴时，左手的作用是触弦，而负责拉弓的右手在感觉上没那么重要。

据统计，像她这样会演奏乐器的人和其他不会演奏乐器的人相比，处理音乐的听觉皮层的体积会多出约 25%。

综上所述，我们的大脑每天都处在变化和适应的过程之中。你如果持之以恒地做某件事情，就会使大脑中的相关部位得到锻炼，这有利于你再一次更从容地做这件事情。从进化的角度讲，这是说得通的：经过锻炼，人的做事效率会越来越高。研究表明，一个人即使已经多年没有演奏乐器，在其花几天时间稍微练习做简单的手指运动后，其大脑中相关部位的体积就会增大。

也就是说，哪怕一个人日复一日地做一件自己不太喜欢的事情，其大脑对应的功能也会变得越来越强大，做起该事来也会越来越得心应手。很多人可能或多或少都有以下几个毛病：训斥自己的孩子、酗酒、草草应付本该认真完成的工作，或者觉得自己没能发挥出自己的潜能。有时候，一个人处在忙碌状态下时无法考虑更多的事情，只得消极地寄希望于侥幸，确系无奈之举。但我们要知道，这些想法和习惯在不断重复的过程中也被大脑自动地记录了下来，成为一种倾向性。就算我们自己主观上不想这么做也可能无济于事。

幼时伤害的影响

童年是一个人成长的关键阶段。有人认为，如果一个人拥有痛苦的童年经历，那么他终其一生都难以摆脱这种痛苦。举个例子，在父母长时间都忙于工作的家庭中，孩子为了得到来自父母的关注往往颇费心机。长此以往，他们会发现如果自己表现得不好就能达到目的。这样的做法可能会一直持续到孩子十几岁（进入青春期），其种种行为可通过童年的经历来解释。尽管扭转这种局面显然颇具挑战性，但借助脑科学的手段还是有希望纠正孩子的行为的。

对过往的经历横加指责对解决眼下的问题是于事无补的。我们对他人过往不幸的经历在常怀同情心的同时，也要看到他们的人生仍有希望重回正轨，有科学研究证明了这点。

在癫痫病症状严重的情况下，医生有时可以通过切除病人的一部分大脑来缓解病情；在个别情况下，还需要切除半个大脑。据记录在案的病例显示，确实有患儿在接受这样的手术后顺利康复，失去半个大脑只造成了轻微的身体上或精神上的障碍。

如果患儿能够在切除一半大脑后康复，那么童年时的痛苦经历也能在成人后被克服。世界上有很多人已经做到这一点，他们堪称自强不息的范本。

神经达尔文主义

本一直以来都习惯于和他人竞争：进入学校的板球队需要竞争；避免在周考中排名为后 10% 需要竞争；上大学需要竞争；争取会计师事务所的毕业生项目名额需要竞争；想成功晋升需要竞争；甚至在寻找伴侣的事情上，也要战胜情敌后才能抱得美人归。

斯图尔特通过结合本的有关竞争的人生经验，向他解释了长久以来他的大脑所经历的过程。这就要谈一谈诺贝尔奖获得者、美国生物学家杰拉尔德·爱德曼（Gerald Edelman）所开创的“神经达尔文主义”了。

神经达尔文主义所包含的理论其实非常简单。就以本的情况为例，他大脑中的突触也处在互相竞争的状态之中。在竞争中被淘汰了的突触会失去生命力，其联结也会渐趋松动；反之，幸存下来的突触所形成的联结会变得更强大。

从本出生以来，上述这种竞争就一直在发生。还在母亲的子宫中孕育之时，他的大脑每分钟就能产生 25 万个新的神经元；当他出生后，一种称为“细胞凋亡”的自发性自然选择过程便开始了。神经元必须通过互相竞争、证明自己组成了有用的神经电路才能得以生存。它们要想保持活性，就要通过神经递质与其他神经元之间互通有无才行。

竞争可塑性

本问斯图尔特，若想使一个新习惯熟练到可以在无意识的状态下显现，前期需要花多长时间去刻意练习才可以达成呢？这个问题其实关乎竞争可塑性——为了防止有限的神经资源被浪费在一些无用的神经回路中，我们需要投入多少精力来形成新的神经回路呢？不良习惯是可以改变的，但新习惯必须比旧习惯更具有竞争优势才行。

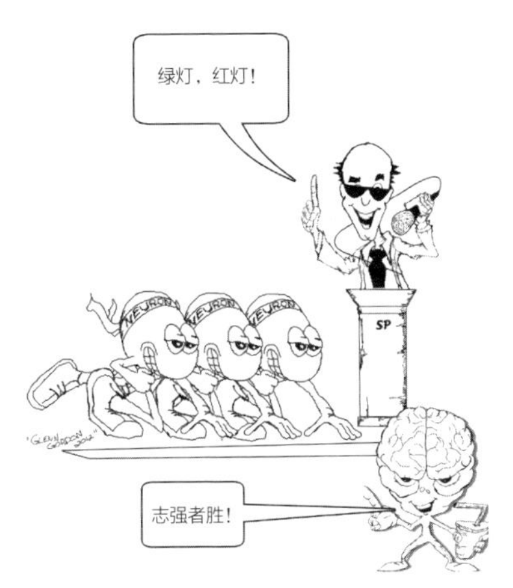

现实中，有很多流行于世的自助理论认为，个体在 90 天、60 天，甚至 30 天内就能完全改变习惯。仅从这含糊不清的天数我们就能看出，这些说法背后的科学性根本站不住脚。我个人认为，要判断培养一种习惯到某种程度需要多长时间所涉及的因素太多了。有的人在得知自己怀孕的那一天开始，就会立刻戒烟，终生不再抽烟；同样，有的人可以坚持不吃肉 90 天，但到最后还是对汉堡肉念念不忘。所以说，坚持的时长只是影响因素中的一个罢了。在帮助他人改变习惯的过程中，刚开始可以先让对方尝试一段时间，并给予积极的暗示——告诉对方只要 30 天就可以培养新习惯。这样，在他们开始改变习惯的初期便会产生一定的积极效果：他们会觉得新习惯正在体内逐步形成，从而增强他们的自信心。但是，我们无法明确了解他人内心的具体变化，所以不能仅仅指望随着时间的推移他们就会养成新习惯，而是需要让他们全面理解新习惯的养成过程。在这个过程中，如果新习惯的养成偏离了既定轨道，时间久了实际上可能会使人反受其害。

新习惯的养成方法

现实中，有相当多流行于世的改变习惯的方法。这些方法万变不离其宗，其目的无不是助你成为掌控自身的专家。在大多数情况下，我们每个人终究都是独特的个体，在不同情况下总有特定的事物会对自己起到激励作用。如果我们仅采用通用策略来激励自己，就很容易事倍功半。

神经科学相关知识告诉我们，养成新习惯所需的基本过程就是要在大脑中重新形成强大的神经网络，无人例外。该过程可以通过多种方法进行，具体取决于你想培养怎样的新习惯。

第一种方法是在现存的较为牢固的神经回路上进一步添砖加瓦，这适用于当你想要培养的新习惯与现有习惯在逻辑上有所关联的情况。例如，本现在处于一种习惯性晚回家的状态，接下来他就要根据现状来做出相应调整。

斯图尔特问本有没有什么事是当他一打算做时他就会马上离开办公室。本说他去赴约的时候会尽量提前出发。由于这一习惯所关联的神经回路已经颇为牢固，所以只要以此为基础，他便能轻松地养成做其他事的时候也按时离开办公室的新习惯。他可以试着在日记中记下打算在家里做的事情，并留出足够的时间去做，就像对其他工作应酬一样。这样一来，他便能使全新的神经回路得以形成。不过，这个过程需要一个人保持自律，在制定决策的过程中也要表现得较为明智才行。本目前在状态萎靡时靠喝咖啡来补充精力，但为了能养成新的习惯，他得稍微停一停，想一下除了咖啡以外，还有什么东西也能振奋他的精神？闭目养神 5 分钟，他的精神是不是就变好了？另外，深呼吸一分钟、听 30 秒音乐是否有用？在新习惯养成的过程中，要依靠一切已经产生过作用的行为或可能产生作用的行为。这是第一步。

只靠第一步虽然无法养成新习惯，但它对迈入下一阶段至关重要。只要了解了形成新神经回路的方法，就可以开始第二步了——想办法学着去反复操练新习惯。第三步，新的神经回路会通过不断地重复而自行得到强化，这正应了“功能上有所联系的神经细胞互相之间也是相连的”这一观点。只有不断地从失败的尝试中吸取经验教训，才能更好地促进个人动机的形成。但为了新习惯的最终养成，也不是说只要遵循了“三步走”就万事大吉了。如果侥幸有用的话，那不过是运气比较好罢了。

作为教练，斯图尔特是不能直接告诉本要做什么事来代替喝咖啡和这样做的重要性的。但他可以给本一些建议，解释其他人认可其重要性的原因所在。但本听不听、听进去多少取决于他自己。最后，斯图尔特也不应该替本决定他践行新习惯的时间和具体的次数，这些事情和培养新习惯所需要的心态只有本自己可以决定。

内驱力通常是快速养成新习惯的最有用的方法。如果一个人可以从其所养成的新习惯中获得乐趣，那他一定能长久受益。世界上有一些人具有非常强大的内驱力，这些人往往也都十分自律。

对新习惯的引导

一个人的意识对习惯性的养成非常重要。在培养一种习惯之前，我们需要清楚地了解它在理想中的样子，并在清晰的思考中去践行它。这种发源于内心的精神活动能够改变大脑结构。这就是本将习惯融入自身意识中的重要性所在——更好地掌控自己的生活。教练做指导的过程，实际上就是帮助学员充分利用神经可塑性、帮人自助的过程。对本而言，他对大脑结构进行重新选择的过程中靠的是自己，而斯图尔特只是起到辅助作用罢了。引导巨大精神力量的也是本自己，斯图尔特帮他从不同的角度出发来看待自身。

新习惯的维持

一个人通过努力地自省可以认清旧习惯的存在，进而就会想为自己培养最明智的新习惯来达到自己预期的目标。这时，他就需要想方设法维持这些新习惯，使其真正成为自己的习惯。

我们可以将大脑比作磁铁和铁屑。试想有一张桌子，一边有铁屑，另一边有一块电磁铁。当给磁铁施加的电流比较微弱时，好像没什么动静；而当给它施加强大的电流时，铁屑便一点不剩地全部涌向了磁铁。

在我们的大脑中也会发生类似的事情：当突触的联结较弱时，互相之间就没有什么吸引力；当突触的联结较强时，它们便能吸引新的神经元，使神经回路得到进一步的加强。神经元会自动地被电化学活动性较强的地方所吸引。

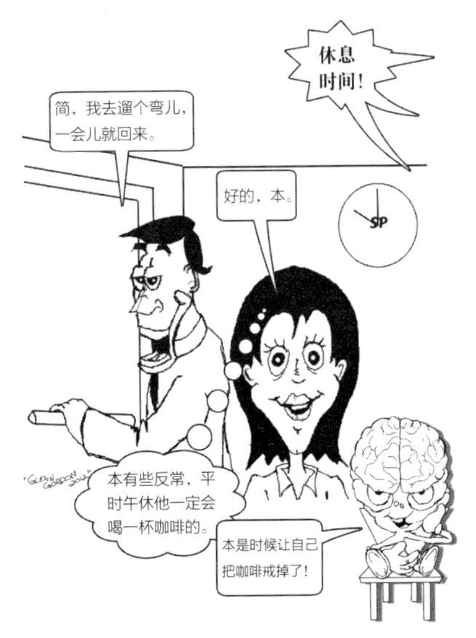

这就意味着，对新的神经回路激活的次数越多，它将变得越牢固。然而，大脑在激活神经回路的过程中，无法区分处理的事项是真实发生的还是想象出来的。利用这点，本就可以在脑海中想象出这样一种情景：自己在办公桌前心倦神乏，于是便下楼走到室外，深呼吸几次后精神焕发地再回到办公室。这种模拟出来的心理活动会激活神经回路，而且有助于新神经元的聚集，增强人对该新神经回路的倾向性，直至其彻底优于老习惯为止。

在不断学习并增强新的神经回路的过程中，老神经回路的地位会被削弱。有研究显示，在神经回路中，如果神经元活动减少将导致神经回路被削弱。在实际情况中，就是刻意淡忘老习惯。每当老习惯映入本的脑海中时，本最好以此作为跳板，马上将注意力转移到其他想法上。所以说，要想淡忘一个老习惯，就不能让它映入脑海，哪怕你对自己说：“我要忘掉它。”其实这也是增强其神经回路的一种行为，绝对不是什么好办法。

为什么坏习惯有时会突然冒出来

巴甫洛夫小鼠实验

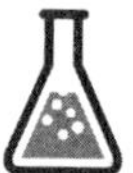

很多人认为，一个人的情绪记忆并不能完全被消除；相反，这些记忆会被压抑在内心深处，不会轻易显露出来。俄国生理学家巴甫洛夫所进行的小鼠实验支持了这一观点，揭示了老习惯有时突然冒出来的原因。

巴甫洛夫发现，随着时间的推移，动物身上一些已经消失许久的反应在某一时间点又会重现出现。在一组实验中，他发现如果小鼠在一个盒子中习惯了同时经受某种声音和电击的刺激，当转移到另一个盒子中后，原先的恐惧反应可能会消失；但如将其送回原来的盒子，那么再次听到该种声音时，小鼠原先的恐惧反应便会再次出现。

这就说明了为什么本在为时两周的假期内，明明把巧克力和咖啡都戒了，但是回去上班后发现老习惯又回来了。

巴甫洛夫还发现，压力会促使已消失的反应再次出现。这就是说，就算本在理智清醒的情况下不吃巧克力了，一旦处于压力状态下，一些老习惯又会不由自主地恢复。本现在意识到了这一点，便能及早地对身边一切事物做好调整，尽量减少其他事情对塑造理想的新习惯造成的干扰。

具体行动

巴甫洛夫的小鼠实验突显了我们在使新习惯变成第二本能的程度前，要保持有意识地践行新习惯的行为——其目的是使一个人对新习惯的认同感强烈到好似老习惯听起来和自己形象不符的程度。要培养新习惯，通常需要个体有较强的自控能力。所以，我们每个月只宜对一至两个新习惯下功夫，这样才能使成功的机会得到最大限度的提升。

如果你最近压力特别大，那么首先就是要认识到压力的存在。接着再为避免做出不理想的选择而有针对性地制订计划。本可以选择用像爆米花和干果之类的零食来代替巧克力。每天开始工作前，用 60 秒的时间在脑海中描摹出理想的一天，并考虑如果状态不佳能用什么应对手段。本甚至可以在开始工作前，先去参加一下放松训练课或者听一会儿音乐来减轻压力。

本的行动清单

- 在日记中规定好下班到家的时间，将这一时间节点想象成赴约时间点并周而复始地如是思考，并预留出足够按时到家的时间。
- 当做到连续 10 天准时到家后，如果再在工作中感到精神不振，可以试着出门散步 5 分钟，一边听欢快的音乐，一边呼吸新鲜空气。

- 在通过尝试得出能使自己重振精神的新方法后，想办法不要再忍不住对简大发脾气。和她坐下来好好地沟通一下。

习惯培养的小贴士

- 自己要认识到，并没有什么是绝对不能改变的。
- 通过不断操练或想象训练来促进新习惯的最终养成。
- 最多同时只能做一至两件对自控要求较高的事情。
- 尽可能利用已趋牢固的神经网络，来助力新习惯的培养。

掌握培养新习惯的方法所能带来的好处

- 能感受到做事的效率、有效性和生产力的提高。
- 能有一种清楚了解自己的生活步入正轨、有所保障的成就感。
- 能够专注于推动自我奋进的重要事项。

Make Your Brain Work

第二部分

掌控人际关系

很少有人能凭借一己之力做出一番事业。在现实中，大多数人每天需要和同事以及客户打交道。而从根本上讲，同事和客户的大脑的工作方式与我们大同小异，所以了解一下大脑的工作原理是非常有必要的。不过，要是因此而觉得别人遇到相同的情况也会有和自己一样的表现，那可能就会使我们遇到一些麻烦。在第二部分中，斯图尔特将通过运用一些方法帮助凯特、婕茜和本三位主人公应对和他人相处时遇到的一些挑战。毕竟，和他人有效地合作可使生活更趋顺遂。

第 7 章
维持工作和生活的平衡

如何优化工作环境

凯特最近感到精疲力竭。她天生就是一个聪明、阳光的人，就算有时在强打精神的状态下，也总是能以自己的真实个性示人。不过，斯图尔特能看出来凯特过得并不顺心。她不是那种会絮絮叨叨地发牢骚的人，起初也没说自己感到多么疲倦，甚至不会允许自己放松，回头再检视自己的工作、生活的状态是否趋于平衡，毕竟她是个永远向前看的女强人。

虽然她本人觉得谈论工作、生活的平衡这样的话题挺尴尬的，但出于工作需要她还是在公司里为同事们组织了主题培训班。不过，她对这个话题挺不以为然的。虽然经常听到有人讨论这个问题且大多都觉得它很重要，但凯特却觉得这是软弱的人才需要关注的。

培训者所讲授的改善平衡的方法无非都是一些放之四海而皆准的大道理，如睡眠要充足、在手机关机的状态下去度假、正襟危坐地好好吃饭以及多和亲友共度美好时光等，这些应该是能享受工作乐趣的前提条件。然而，参加培训的人员普遍觉得培训者的论调太过空泛，认为他对公司这种环境里的工作方法一无所知。

培训者们所给出的建议和指导方针有些脱离实际情况，他们对工作、生活两方面都没有进行深刻的考量。

凯特似乎对周遭很多倡导“解放身心”的宣传都嗤之以鼻。对她来说，要让她坐在电视前观看那种无脑的影片无异于浪费时间。哪怕有人劝她放松一下，她也根本听不进去。

最近，她觉得老板对她提出了更冗杂的要求，而且就算她勉强接受，从长远来看也没什么好处。这种情形让她感觉有很大压力，左右为难。

情况分析

斯图尔特看凯特一谈起这个话题就浑身不自在，于是打算用一种更抽象的问法探查凯特对自身情况的了解程度，以帮助她更好地应对自己所担心的事情。斯图尔特建议，根据她所陈述的话语来一起分析她目前工作状态合理与否。

本章将指导你依据自身情况打造平衡的生活，这不是他人可以为你决定的事。在平衡的生活状态下，与他人产生的矛盾冲突自然也会减少。

工作和生活的平衡

一般而言，工作和生活的平衡指的是工作和个人生活的关系。大多数人将其理解为两者的时间分配比例。举个例子，某人早上 7:00 出门上班，晚上 7:00 到家，结果本该用来休息的晚间时间却要用于通过打电话和发邮件来处理工作问题。这种生活节奏通常就会被认为是工作和生活不平衡。

工作时长的变迁史非常有意思。在某一段时间里，人们受到外界的影响，普遍觉得休息时间多了幸福度就会更高；有时却又觉得物质生活丰沛了才更有满足感。当下，外出工作的女性人数比以往任何历史时期都要多，女性所面临的压力中很重要的一点就是要平衡事业和家庭生活。

工作与生活的良好平衡究竟是什么样的，至今都没有唯一确切的答案。随着时间的推移，它会根据具体情况和个体需求的不同而发生改变。

不过，有一点是可以肯定的——优秀的公司已经意识到，要求员工在工作时间内不停地工作显然不是明智的做法。

温情与为人父母

库迪、菲斯科和格力克三人在 2004 年所进行的一项研究中提出了几个有趣的观点：

- 当职业女性当上母亲后，她们便会“将胜任感转化为感知温情的能力”；
- 相对而言，男性成为父亲后则不会有这样的转变。男性在保留其胜任感的基础上，提高了其感知温情的能力；

- 不过有一个事实让人害怕：报告显示，与接受过教育并已为人母的女性相比，企业更愿意重用已为人父的男性和没有孩子的女性。

这样的观点和现实对外出工作的母亲不可谓没有影响。凯特已经感觉到，她要想在公司高层发挥自己的价值，她就必须将很多时间投入到工作中。她还发现，虽说女儿们随着年龄的增长，做很多事情时似乎不再需要自己的陪伴，但她自己觉得还是要多花时间在女儿身上比较好，因此她感到十分纠结。

所谓“平衡”，其形而上学的定义是这样的：使两股相对的力趋于稳定的度。也就是说，我们思考工作与生活平衡的前提就是二者是对立关系。而且很不幸，对一部分人来说，这的确就是现实。我们最好尽快扭转这种想法。

那么，这二者之间到底存不存在完美的平衡？要想让生活变得更趋平衡和幸福，在工作和其他事项上的时间配比是否真有绝对的说法？答案绝对是否定的。同样是工作一个小时，状态良好的运动员所能取得的训练效果可比心情沮丧的律师的工作成果高得多；同样，如果这名律师在工作时心情愉悦，哪怕一天工作 10 个小时，也要比在马戏团表演 8 个小时的杂技演员显得更有活力。

工作和生活这两个词所包含的意义是因人而异的，所以每个人在这两者间所能取得的平衡也不尽相同，我们必须要弄清楚对自己来说“生活”为何物？在过去，凯特觉得所谓生活就是忙于兑现各种各样的承诺。然而，就算她真的很喜欢帮朋友，但她的方式太过于单一了，就是听朋友倒完苦水后为其提供帮助。其实，改变现状的方法很简单：尝试和朋友一起做点其他事情。例如，邀请他们一起上瑜伽课，以一种别样的方式放松自己的身心；或者组团去学一门外语，每周上一次课就好。这些活动都会激活大脑里通常不太会用到的部位。

他人和自我的期望

那么问题来了：到底由谁来决定并建立我们的工作和生活的平衡呢？很多人认为这在很大程度上是由自己的老板说了算的。有些人抱怨说，公司对自己的要求太高；在工作之外，亲朋好友又对他们的工作成果抱有不切实际的期望。造成这种矛盾的关键原因便是沟通和教育有问题。

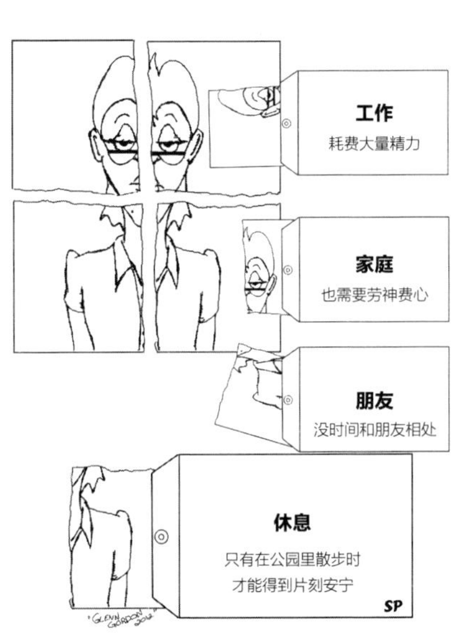

在理想情况下，在接手一份工作前，我们应该先了解公司、老板和团队期望自己投入的时间、精力的大致情况，不管是合理的还是反常的都要明记于心。此外，也要弄清该公司的员工在工

作之余是否受到尊重，也就是公司是否注重员工在人文关怀方面的培养？是否注重员工全方面的发展？是不是在这些方面做得还不够好？如果在进入公司之前，你没能了解清楚这些事情，你也可以为自己制造学习的机会来一探究竟。要想能在公司里更充分地体现自己的价值，首先需要知道，与埋头若干相比，大脑在体验各种各样的事情时才会有最佳的表现。

现实的招聘

招聘会上给予求职者的承诺和实际的工作体验之间多少存在着差异，而一些公司正在努力缩小这样的差异。他们为了吸引优秀人才，打出了“弹性工作”和“远程办公”的旗号。诚然，这对很多人来说都颇具吸引力。但有时，人们并不会意识到自己的工作用不到这样的工作方式。他们还是得花大量的时间在通勤上，这非常影响生活质量。

这种带有误导性的招聘手段简直就是下下策，会让公众对公司从此抱有负面看法。这种做法还会使刚开始对工作、生活平衡充满期待的人十分失望。

凯特首先要按照自己喜欢的方式设计自己的生活，她要考虑以下几个问题：

- 在一天中开始和结束工作的时间；
- 上班时要做什么工作；
- 一年中用来度假的时间；

- 业余时间参加什么活动；
- 要和几位朋友经常见面，以及多长时间见一次面；
- 和家人相处的时间有多少，一起做些什么；
- 业余学点什么技能给自己充电。

凯特需要对很多事项都心中有数，慢慢摸清做好这些事情的方法。上述只是其中的几个例子。

在这个过程中，我们要保持旺盛的好奇心，有条不紊地行事，在不断的尝试和错误中获得经验反馈作为前车之鉴。刚开始时，你可以先大开脑洞以月为单位做好计划。在收获经验反馈后，微调该安排中的具体细节以调整其适用度。此外，还要多研究你在生活中最有效的与人交流的方法。你需要确保身边的同事们了解你工作的方式，以及这种方式惠及他们工作的地方。在生活方面，你还得让亲友明确你和他们相处的时间有多长。上述这些工作都需要你耐心地完成。

可能会引起的冲突

他人若不理解你所做的计划，你们互相之间就会产生冲突，再加上你对自己的计划都一知半解那就更加乱套了。导致这种情况发生的常见原因是计划不止一个。试想一下这样的情况：你有八位已婚女性好友。当她们还单身时，你通常和她们每个月都单独见一次面，也就是每周都有两个晚上要去见朋友。除此之外，你每个月还会在其他人多的场合中和她们遇到几次。

后来，她们都各自有了另一半，于是和朋友的约见常常变成“三人行”，当然单独碰面的时候也是有的。

再后来，你自己也有了男朋友，你们的约会变成了“四人行”，伴侣在彼此认识对方的朋友后有助于互相加深了解。但是，你的朋友会无意识地觉得就算你现在脱了单，也不会影响你与之见面和交往。为了不辜负她们的期望，你每周赴约的次数从两次变成了五次，这当中和男朋友的约会只有一次。反过来，要是不和朋友开诚布公地说明自己的情况，就一味拒绝朋友邀请或者不怎么邀请朋友，很快就会让朋友心中不快了。所以，如果遇到这种情况，关键就是让朋友明确他们对你的重要性。在这种情况下，我们就得想出一种既可以不必像以前那样高频率地与朋友碰面，又能够保持熟络的方法。众所周知，人们在对事物不明所以时容易妄加揣测，甚至有时就算了解事态，也忍不住会多想。因此，如果你的人生轨迹发生了变化，请一定和朋友们做清晰、反复的沟通，使他们不至于觉得遭到冷落。

另一种主要冲突类型是精神上的自我冲突。如果你没有为自己制订过合乎理想的计划，就会很容易出问题。例如，你答应在夏天到来前帮朋友一起装修房子，并打算磨炼高尔夫球技，然而这时你又有接手新项目的机会。我建议你凡事都要预先制订好周全的计划，并按季度列好优先事项清单，简化原本较困难的决策。我将在本书第 11 章“相关实验”板块中详细介绍计划的制订方法。

感到疲劳的原因

人们通常认为，疲劳的产生是生活状态失衡的一种标志。那么，是什么原因造成了疲劳呢?

疲劳

当人清醒、大脑处于活跃状态时，一种叫作“腺苷”的化学物质会在大脑中的基底前脑部位沉积。当腺苷的量达到一定水平时就会附着在该部位的特定受体之上，它们会抑制神经元被激发，从而阻碍神经元的交互，这就导致了人体验到的疲劳感加重。咖啡提神的原理就是咖啡因有阻断并代替腺苷附着在相应受体上的作用。

当人的注意力下降并感到疲倦时，还有一些其他影响。例如，大脑为维持清醒和活跃状态需要更多的葡萄糖充当能量。而随着血糖水平开始下降，又会引发其他一系列连锁反应，从而加重疲劳感。

以下这些大家熟知的情况都会消耗精力，使人疲倦：

- 锻炼过多或过少；
- 饮食过多或过少；
- 睡得太多或太少；
- 头脑活跃的时间过长或不够长；
- 同一件事做太多次，或者做太多不同的事；
- 太过焦虑。

我们凡事都应遵循“金发女孩”原则：适度为之，量力而行。

个人时间和精力的分配

凯特经常发现自己行事时只依据她在日记本上罗列的计划。在上一次和教练约谈后，她懂得了决策才是时间管理的关键所在，现在进一步意识到决策的制定对保持生活、工作的平衡也颇为关键。从前，朋友白天给她发短信问她傍晚时分要不要一起喝杯茶，她会先看一眼日记里的安排。如果有时间，就算是在下班和晚些时候和其他女性朋友喝酒的间隙才有空，她一般都会爽快地答应。这样，她就得牺牲午休时间抓紧工作，并在半夜酒局结束后或第二天早起补做欠下的工作。

这种时间安排使她能够拍着胸脯说自己是个珍视朋友的人而感觉良好。这样做固然有其积极的一面，但并非长久之计。这样持续一周自是无妨，但若长此以往定会对凯特的精力造成不利影响，而这仅仅是因为她没有考虑到决策制定的过程。

凯特和斯图尔特已在上一次的约谈中探讨过类似的问题了，所以斯图尔特很希望凯特利用她之前已学到的知识为目前自己所处的状态提些建议，以便做出改变。通过这样的方式，凯特得以开动脑筋思考，做自己想法的主人。

凯特给自己的建议如下

- 在一周时间内记录自己的精力水平，找出精力减少的原因。例如，自己在这一周参加多少社交活动、常和谁待在一起、进行了什么运动、吃了什么食物，以及工作中主要发生了哪些事情。她知道这算不上什么科学实验，但还是想借此理清头绪。

- 说服自己仅在处于最佳状态的时候才去帮助朋友。这就是说不要因为先友后己而使自己精疲力竭。不过也不是说非得这样才行，因为有时候帮助朋友反而会让自己更有干劲。具体取决于帮谁做什么事情。
- 在不可避免地因帮助朋友而精疲力竭后，想几个能让自己恢复精力的方法并加以实践。

同样的方法也适用于工作。例如，如果公司突然收获额外的项目，有人得把工作扛起来，这个人往往就是凯特。她希望让同事们觉得自己是一个注重团队合作且努力的人，她当然也会非常努力地完成自己分内的工作。于是问题来了：凯特本来就经常满负荷地工作了，所以额外工作的加入就使她手头上的工作显得太多了。到最后，从中长期来看，她这样的做法对同事们而言并不是最佳选择，因为凯特总是处在一种精疲力竭的状态下，工作表现自然好不到哪去。

掌控感的重要性

从神经科学的角度来看，对事物的掌控感对我们来说是最重要的感受之一。我们总想能掌控自己的所作所为和发生的事情，这是有据可循的。当我们感到无法控制事态的发展时，会感到非常不舒服，不论是我们的思想还是身体都会感受到威胁，由此我们便会采取防御姿态应对这样的威胁。

凯特把公司老板吩咐她完成工作的行为称作“要求”，这样的称法就非常能说明她目前的状态了，这表明她感到自己已逐渐失去对事态的控制能力。即便老板“要求”她做的事情和她自己所想相一致，并且她也知道对自己的职业发展和人生规划不无好处，但仅仅是这种心态本身就已经使凯特备感压力了，这可不是什么小问题。

此外，在被他人“要求”做某事后，就算被迫去做了也可能心不甘情不愿。反过来，如果能用“请求”的态度提出的话，那她还会觉得有一定拒绝的余地。凯特接下来采取的做法取决于她和老板的关系以及沟通技巧。在理想的情况下，她希望能够与老板开诚布公地探讨能使他们双赢的计划，但和谐的上下级关系和卓越的沟通技巧的养成并非朝夕之功。首先，她需要将自己置身事外，以旁观者的角度重新思考事态：老板让她做的事情她到底愿不愿意做？

对某些人来说，他们从骨子里觉得自己必须不停地工作，但是凯特却选择先放一放。虽然她如果真的不做工作，有时会产生严重的后果（几乎所有工作都是一个道理），但是就算她不工作，还是可以寻找另一种方式取得和其他人一样的工作成果。

有时，我们会谈论如何在工作中重获掌控感。这虽然听起来似乎脱离实际，但有这个想法就已经是一件好事了。当你身陷“当局者迷”的情况时，你会觉得自己根本别无选择，更谈不上有什么掌控感了；不过，如果你能置身事外冷静思考，马上就能意识到自己尚有做出选择的可能。这既是现实，也是看待事物的最佳方法。不过在生活中，选择的可能并非总是存在，我们不免会有一种无法掌控一切的感觉。就算如此，我们仍要寻找提升掌控感的各种小方法，这有着相当的重要性。

维克多·弗兰克对自由的看法

维克多·弗兰克（Viktor Frankl）在 1946 年发表的著作《追寻生命的意义》（*Man's Search for Meaning*）一书中表达了自己对心灵自由的深刻见解。在书中，他根据自己身陷集中营的经历得出结论：不论身处何种情况，对自由的选择都是至关重要的。他指出：“我可以拿走人的任何东西，但有一样不行，那就是在特定环境下选择自己生活态度的自由。”

对生活的平衡，他也给出了十分重要的建议：“人所需要的实际上不是一种无焦虑的状态，而是为了一个有价值的目标所做的努力和斗争，一种自由选择的任务。他所需要的不是不惜一切代价地排遣焦虑，而是呼唤一种等待他完成使命的潜在意义。”

在工作和生活中，对我们而言，选定有意义、有挑战性并有实现的可能性的目标是我们向前奋进的坚实基础。如果你拥有一心向往的核心基础目标，那么在一些重大事项上做出抉择时，难度就没那么大了。

差劲的老板

有一个差劲的老板是员工做好时间管理以及平衡工作和生活时最常见的问题。一股脑儿地把一堆紧急工作丢给员工就是一种管理不善的表现，这一定是全局统筹管理的某处发生了问题。绝大多数的公司都有能力对未来的工作做好计划和管理，而根本不需要到最后关头再加班加点、惊心动魄地紧急赶工。

思维的最佳运作方法

大脑本身也需要处在一个平衡的状态中，因此你需要拥有：

- 明确的期望；
- 明确而有望实现的目标；
- 挑战精神；
- 休息和放松的时间；
- 多尝试的勇气。

要想让自己在生活中做到上述所有事项，则需要做好周全的计划并自律地执行。

具体行动

每个月都确认一下自己的人生规划是否合理。在全身心贯彻自己的人生规划的过程中，时光转瞬即逝。以月为单位过好每一阶段的生活，如果哪里出现偏差，便及时采取措施纠正。

由此，在 20 年后，我们就不用懊悔道：“我一心扑在工作上，却没能关注孩子的成长。”也不必遗憾地表示：“我多希望当初工作时能更聪明些，也许我也就获得了更大的成就。”

工作、生活平衡的小贴士

- 明确自己对工作、生活平衡的理解。
- 为实现理想中的工作、生活平衡做规划。
- 与亲朋好友、领导及同事反复进行清晰的沟通。
- 定期审视自己的生活状态。
- 从内在体验开始，尝试掌控生命中的一切事物。

掌握工作、生活平衡所能带来的好处

- 日常决策变得更加容易，效率有所提高。
- 周围的人们对你的期望更加明确，从而减少了冲突。
- 以万全的态势过好生活，20 年后回过头来看，你会对自己当初所做的决定和选择的生活感到自豪。

第 8 章

一步一步改善生活

斯图尔特有一些想法要同婕茜谈谈。首先，他先试探了一下婕茜最近是否有什么比较急迫的想法，或者她给自己设定的目标是否能帮助她较好地利用时间。

婕茜总觉得自己有做不完的事情。作为一家公司的经营者，她需要时刻掌控全局。如果她不认真思考如何将公司更好地经营下去，出了什么事都只能怪自己；同样，如果她没能拿出成绩，责任依然在她身上。所以她只能硬着头皮往前冲，经常同时要做很多不同的工作，但又不能一直高效地跟进所有事项。有时，她觉得自己能否记住某件事情全看运气。

对她而言，公司发展到今天，扩大规模势在必行。公司的业务量越来越大，她觉得要多招员工帮自己一起干了。公司团队现有的一些员工则想多承担一些职责，这就需要她具备足够的组织能力来对这些员工进行培训，然后才能给他们分配更多的工作职责。她知道现在的公司都流行分派职责，却觉得自己没有足够的时间来做这件事。

目前，她的主要目标之一是成立公司的社会业务分部，即公益公司。公益公司的特点是，其职能和业务对公众完全透明，更多的人能从中得到帮助和受益。

近些时候，婕茜受邀参加了一场晚席，其他受邀的宾客都是些与她没什么交情或素未谋面的人。她本来根本就不想去，但是她想起一位相识的长者曾对她说过一句颇具智慧的话："多点头，少拒绝。"那晚，她邻座大公司的老板对她创办公司的宗旨大加赞赏，并在事后与她相约详谈。现在，这位老板成了她最大的客户之一。她希望能多获得一些这种不期而至的机遇。

情况分析

婕茜在明确目标的前提下，在工作中和同事、客户打起交道来会更容易。这样一来，她在整体上就能控制自己的行动，使其与期望相匹配，收获一种有的放矢的充实感。对此，她提出的具体做法如下：

- 跟进所有她正着手做的工作；
- 发展团队，使其有能力承担更多职责；
- 战略性地推进重大工作目标；
- 复制被机遇垂青的经验。

本章介绍了为了实现目标，如何使大脑在各个层面上都处于最佳工作状态，并进一步释放可用来专注于其他事情的思想资源，同时提高你在他人心中的信誉度和对自己的信任度。在做到这些后，你便可以充满自信地实现更复杂的目标。

大脑是如何完成工作的

大脑的力量是超乎寻常的。历史上，有许许多多的研究都对这种力量进行了深入的探索。

当你的想法可能决定你的生死存亡时

斯坦福大学的大卫·斯皮格尔（David Spiegel）博士和他的同事对86名患有晚期原发性乳腺癌和继发性乳腺癌的妇女进行了研究。被试妇女被分为两组，她们均接受了正常的抗癌治疗，其中一组额外接受了心理治疗。研究者希望在她们对疾病的认识上能有所帮助。

接受了心理治疗的被试从确诊患癌后开始计算的平均寿命为37个月；另一组则只有19个月。

加州大学医学院的法齐（Fawzy）博士针对该领域进行了大量研究，其中一项的研究对象为恶性黑色素瘤皮肤癌患者。在实验中，一半被试被要求每周参加90分钟的学习教育和为小组其他成员服务，为期6周。结果，这组精力付出更多的被试较另一组出现疲劳和抑郁的情况更少，应对事情的能力也更强。在6年后，该组有3位被试去世，而另一组则有10位被试去世。

要想做成什么事，就一定要让大脑机能完全投入进去，这一点非常重要。我们曾经会觉得做事的方法就是一味地只管做就是了。如果这件事并非自己力所能及的，那么事态发展自然会不受控制，现在有些人仍然对此深以为是。越来越多的人认为，精神力量实际上是一种非常强大的力量，可以真正地为自己的生活带来改变。斯图尔特想着在处理婕茜的具体诉求前，先给她介绍前人进行过的 3 个实验，它们都证明，我们的头脑具有相当强大的力量。只有婕茜真正认清自己的大脑对实现目标有着举足轻重的作用之后，再根据自己的具体情况与斯图尔特商量应对措施才是有意义的，否则往往收效甚微。

锻炼身体和心理健康

光跃（Guang Yue）博士和凯丽·科尔（Kelly Cole）博士通过实验证明了人通过想象自己正在锻炼肌肉就能取得增强肌肉的效果。实验中，一组被试进行真实的锻炼；另一组被试则想象自己在“锻炼”。锻炼的具体内容是简单的手指活动。

具体执行却颇为严格：从周一到周五，每天全力做屈手指运动 15 次，每次间隔 20 秒休息时间，连续四周。而想象锻炼组仅在脑海里想象锻炼的过程，此外还被要求试想有人对他们喊：“用力！加油！”

真正锻炼的被试的肌肉力量增强了 20%；而仅凭想象锻炼的被试的肌肉力量增强了 22%。这种结果在几十年前被认为是不可能的。

不过现在我们能看到，当我们向大脑发出诸如“收缩手指肌肉”之类的指令信号时，即使我们实际上并没有动手去真的做，相关的神经元也会被激发，神经回路也得以增强。在这样的状态下再去锻炼肌肉，效果更佳。

婕茜对此感到十分惊讶，并马上就想着要借助这一现象来使自己的目标能够更轻松地得以实现。认识到这一点对她的行为产生了强大的影响——即使是每天早上在心里为自己加油鼓劲说的一句简单的话语，也显得意义非凡。前一阵子，她经常告诉自己："还有很多事情等着我做呢。"在巨大的压力下，她的身体稍感不适。她无法把眼前堆积如山的工作视为自己前进的动力，因此她陷入了不知所措的境地。鉴于这样的处境，她决定不再逼迫自己埋头工作。这种想法本无可厚非，但对现状的改善却是无济于事的。相较之下，她还是喜欢这样告诉自己："我喜欢在有价值的工作上取得进步。"她想将这些道理都传授给她的团队员工，使其带来的好处得以惠及更多人。

抚平幻肢痛

幻肢症给截肢患者带来了很多问题。一个人被截肢后，大脑中仍留存有联通该肢体的神经图谱。也就是说，实际上大脑仍然认为被切除的肢体是存在的，这意味着一个人也仍然会感受到被切除肢体内产生的疼痛。V.S. 拉马钱德兰（V S Ramachandran）找到了一种帮助很多截肢患者的方法。

具体做法是，在健全的另一侧肢体前放置一面镜子产生镜像，让人产生一种残缺肢体存在的幻觉。这时，大脑就会按照健全时的样子做出反应——患者在意识中可以伸展肢体、锻炼肢体，肢体甚至还会发痒。现在，这对很多截肢患者都是常规治疗方法。

然而，有的人还无法接受这种靠“照镜子”治疗的方法。澳大利亚科学家 G.L. 莫斯利（G.L.Moseley）致力于实践该疗法。他相信，在患者大脑中建立切除肢体的运动联结，一定能使患者的病情有所好转。他的做法是训练患者靠想象活动作痛的幻肢，这个过程会将必要的神经回路激活。他还给患者发了很多印有左手和右手的图片，要求他们快速而准确地识别左右手来激活其运动皮质区。在治疗中，患者还被要求想象出不同手势，每次持续 15 分钟，每天 3 次。

经过 12 周包括“照镜子”治疗在内的康复治疗后，50% 的截肢患者表示疼痛已经消失，剩下的人则表示疼痛有所缓解。要知道，在几年前，人们觉得不靠做手术、电击和药物治疗是不可能治愈幻肢痛的。

大脑在经过调试进入最佳状态后，便能有不同往常的表现。婕茜心中大致已有了方向，正兴奋不已呢。斯图尔特想在和她商讨制定具体目标前聊聊历史上与之相关的另一个实验。

对一些企业尤其是创业公司来说，以开放的态势时刻迎接机遇的到来是非常重要的。如果婕茜错过了之前在晚宴上偶然得到的扩张业务的机会，可能公司发展就要停滞好几个月。也就是说，如果她能把握住机遇，可能意味着她的公司会更快地达到转型升级的关键临界点。

猫的视觉

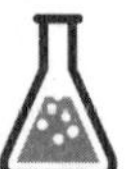

剑桥心理学实验室科林·库珀（Golin Cooper）和格兰特·库珀（Grant Cooper）通过做实验研究了猫是如何发现机遇的。其中一个实验是这样的：将2组出生不久的小猫分别置于不同环境中——一处四周设有水平条纹，而另一处设有垂直条纹。

随着小猫感受器的不断发育，它们各自的视觉都产生了局限性。生长在满是水平条纹环境中的小猫看不到垂直放置的物体，如果把这些小猫放在正常环境中，当它们走近椅子时会径直撞到椅子腿上，就好像这把椅子根本不存在似的。相对而言，生长在满是垂直条纹环境中的小猫不会在台面上行走，或者直接越了过去。

人只能“看到”自己想让自己看到的东西。如果婕茜想避免与机遇失之交臂，那么就要在脑中有一条时刻发现机遇的弦。

大脑中掌管目标实现的部位

我们实现目标的能力和我们评价自己和周围人行为的能力密切相关。这个评价的过程依赖我们的额叶进行。准确地说，是额叶中的前额皮层对我们实现目标起到了核心作用。该部位对我们设定目标和制订计划都至关重要。首先，它为我们确定了实施计划所需的认知技能，然后协调了这些技能，并以正确的顺序使用它们。

做好了计划和设定好目标后，前额皮层就会对你的具体表现做出评价。它会将事情最终的结果和预期值进行比较，进而判断成败。很多注重自我提高的人都觉得，一个人永远都不该认为一定会在某件事上失败。这种心态可能有它的可取之处。但是，人的大脑终究还是会自行判断取得的结果是否和最初意图“相匹配”。所以，我们需要正视那些偏离预期的结果，从中吸取经验教训，并且也要知道我们的大脑会在不知不觉中记住这些结果。

目标要明确

斯图尔特准备和婕茜具体聊聊她想在自己的生活中寻求改变的事物。他打算从婕茜今天主动提到的第一件事着手，因为这件事给她的情绪带来了很大的影响：她不喜欢那种同时应对各种各样的事务的感觉，此时她能不能记住某件事全凭运气。

这样的一种感受很容易就能转变一个值得实现的目标。通常来说，人们认为目标必须是有形的，所以要杜绝设定“虚无缥缈”的目标。这对教练的指导工作无疑是一种限制，但对大脑却不是。现在，婕茜之所以有一种事情不受自己控制的感觉，主要还是因为她自己，而这可能会为她带来负面影响。举个例子，开会的时候要是她正好处于失控状态，就很容易让别人看到她失态的一面。此外，这样的状态会导致恐惧反应被激活，削弱前额皮层冷静思考的能力。

但这也并不代表婕茜必须先解决生活中的所有问题，然后才能确立目标或者展望目标实现过程中的重大进展，在某个阶段她完全可以开始确立目标了。在和斯图尔特交谈后，婕茜觉得最重要的就是要让自己认清她在为了改善情况而不懈地努力着。大多数经典的目标确立训练往往会指出，你此刻给自己确立的目标并不理想，常见的说辞就是这个目标不切合“SMART”标准（即细化、可行、合乎时宜）。为目标的确立设定一种范式诚然有其可取之处，但是，许多用来评判的模型标准并非建立在我们对大脑工作原理的了解之上，因此不可避免地会有失偏颇。这就会导致你所确立的目标本已完美地切合了“SMART”标准，但仍未能实现；相对而言，可能有很多经过评判后被认为是“糟糕的目标”反而都实现了。

斯图尔特问了婕茜这样一个问题：“要想对各种各样不同的事务形成一种全局掌控感，你觉得需要什么条件？”在这一问题的引导下，婕茜得以将一个较大的目标拆分为一个个相对容易实现的小目标。她拆分的小目标如下：

- 当前所有和自己相关的事务清单；
- 单独列出每天需要完成的工作；
- 所有衣服都在家里好好挂着；
- 每天都能吃上自带的午餐。

有意思的是，现在看来，婕茜想重获对周遭事务的掌控感实际所需的条件并不比最初预想的多。她本来还担心自己是不是没闲心做那些看似和工作无关的事，如上面提到的衣服和午餐的事。斯图尔特对此解释说，人的感觉并不总是从逻辑或理性的角度出发的，如果直觉告诉我们做某件事会使我们感觉更好，那么通常最好就根据直觉来。斯图尔特问她："如果你达成了上述所有条件，会有何感觉呢？"他观察到婕茜身上此刻便产生了和真正实现目标相同的情感和感觉，即明显地放松了下来，还面露微笑。

真实还是想象

在明确要达成的目标后，接下来就要思考具体措施。在这个过程中，进行想象训练是颇有好处的，做该训练的目的是精进做某事的技艺。你可以将这件事拆分成不同部分，单独练习。例如，萨克斯演奏家会在某次练习过程中专注于手指的动作，并一遍又一遍地磨炼某段特定的乐句，在这个过程中甚至没向乐器吹气。这样做的目的是让自己的神经回路的反应速度变得越来越快，直到一吹奏至该乐段，大脑中相关的神经网络就会自动被激发为止。

这种为了实现最终目标而将其拆分为多个小目标的做法是十分有用的，特别是在这个最终目标实现起来难度较大的情况下。就用婕茜决定每天自带午餐为例，这件事情还能怎么被拆分成一件件小事呢？婕茜说，为了实现这个目标，她要比往常早起 10 分钟，坐下来想好午餐所需的食材后再去买回来。然后亲手烹制午餐，每晚都清洗餐盒，吃午餐时要好好享用。

婕茜意识到，这当中的任何一步她都有可能做不好，这引发了她的深度思考。这些具体问题她都得从战略层面上理智解决才行。其中一个是，本来她已习惯在特定时间起床，而现在她则需要重新改变生物钟，早10分钟醒过来。然后，她还要让自己习惯一睁眼就直接下床，直接去厨房准备午餐。就这一步已然分为好几个步骤且每步都颇具阻力，因此她认为自己并不一定能做到。

于是，婕茜做出了一个不同寻常却颇明智的决定：每天只专注于一个大目标中的一个小目标，以期在一个月的时间内将新习惯完全养成。在实现每一个小目标的过程中，她都注意去积极加强相关的突触联结。婕茜在一开始注重的是比平常早起10分钟这一点；到了第二天，她注重的又是醒来就立即下床；第三天，她除了注意醒来就下床之外，还在当天晚上检查做第二天午餐的食材够不够；到第四天，她依旧醒来就尽快下床，并利用争取到的额外时间抓紧做午饭；然后在第五天，她的关注点就彻底变成制作午餐，以确保自己在午餐时间能吃上。

增强突触的联结

就像车开在泥泞的道路上会压出轮胎印一样，人的大脑中突触之间互相的联结也可以被认为是被压上了某种印记。这种情况发生时，突触的强度会增加。

当一个人心里有要实现的目标的时候，可能需要很多有利条件的帮助，包括以下几点：

- 积极的联想；
- 良好的习惯；
- 明智的决定；
- 有效的策略。

如果你能在将大目标拆分成小目标时不断优化每个小目标，那势必能取得事半功倍的效果。优化的方法很简单，如下所示。

- 在做事前预先做好打算。例如，在打开冰箱拿东西吃之前，先想好要拿水果而不是巧克力。
- 为达到目的，先考虑好自己要付出的行动。例如，要想练就健美的臀部，想象一下每天早上起床后刷牙时，顺便做满 50 次深蹲。
- 在努力实现小目标时，必须时刻牢记最终目标。例如，在你硬着头皮处理一个非常无聊的项目时，要想到为了今后的晋升一定要坚持下去。

神经科学家最重大的不传之秘

神经科学领域中尚有很多重大发现未曾被商界触及。其中一项堪称这当中最具重量级且最深刻的发现，它对后世相关的研究产生了最深远的影响。本书将探讨的是该发现有助于实现目标的应用价值，而它对很多其他方面的问题也颇具借鉴意义，那就是心理暗示。

心理暗示会激活某些神经回路，使人以某种特定方式做出反应。也就是说，如果婕茜在心里对自己说，自己在处理事情时注意力就会处于涣散状态，那会在一定程度上将这种意识深藏在潜意识中。这种自我定义的心理行为会将她大脑中的某些神经回路激活。你应该记得前文的那个心理暗示实验：被试分别被要求假设以秘书和教授的身份阅读文件，“秘书”的阅读速度快，“教授”的正确率高，他们的表现都与各自的角色相符合。该实验对实现目标具有非常重要的指导意义。

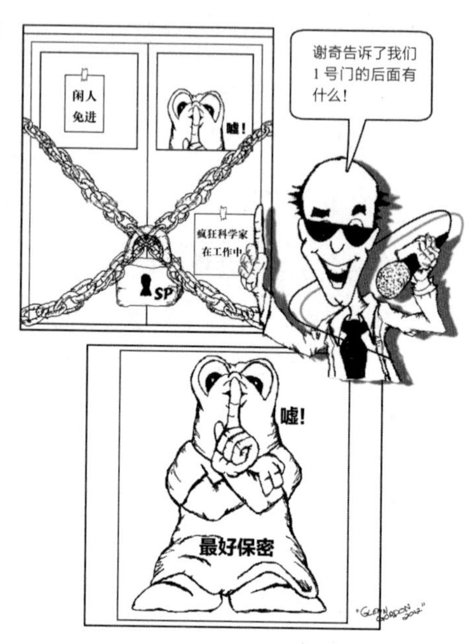

目标的实现取决于几个方面。从更广泛的层面上看，这依靠的就是策略和能力。大多数人都不知道运用微妙而寻常的做法就可以左右自己的能力。就在 10 多年前，人们都还认为能不能成事是由能力决定的、是有定数的。然而，能力是可以通过练习和训练来提高的。时至今日，主流观点认为人的思想是能够影响到其能力的。对很多人来说，这还是一种颇为新颖的观点，而我们不应该带着主观情感去评判一条背后有着科学原理做支撑的观点，它向我们揭示了大脑中的思想对一个人的能力的重要性。

心理暗示对实现目标的影响之大超乎你的想象。遇事之初，若能对以何种人、哪个人来应对情况有所决断，这就开了个好头。很多企业家称，他们的心中都树立了榜样的形象，渴望自己有朝一日能成为理想中的样子，但终究只是这样想罢了。而有的人就不一样了，他们会结合实际情况叩问自己的本心，例如，他们会向自己："维珍老总理查德·布兰森（Richard Branson）要是遇到我这种情况，会怎么做？"还有一些人则通过大量阅读记载榜样事迹或介绍榜样生平的文字材料，学习他们的价值观并将其纳为己用。

有很多简单的方法都能起到心理暗示的作用，任何能激活相关神经回路的事物都可以起作用。所以，我们需要多尝试运用不同的方法，看是否能对自己奏效，如思考榜样在相同情况下的做法、和榜样交流取经、阅读榜样相关的文字资料、观看有关榜样人物或目标相关的电影或电视节目等。总之，激活神经回路的方式多多益善。

现在，婕茜给自己设定了一个颇远大的目标：要真正成为一位身心健康、生活和工作趋于平衡的企业主。斯图尔特给她布置了如下几个任务。

- 找出三位将公司经营得顺风顺水又身心健康、生活和工作趋于平衡的榜样人物。
- 观看至少一部关于榜样人物的纪录片。
- 阅读至少一本关于榜样人物的书籍。

- 往 iPod 里传一条五分钟的正能量音频，每天都听一下。
- 多和已处在下一个目标阶段的人交流。
- 早上起床前，花一分钟时间想一想今天自己有什么打算。

以上事项将有助于婕茜激活其实现目标所需的神经回路。

行事的动机

人们常会说自己做事缺乏动机，或者说由于动机不足阻碍了他们实现目标。虽说的确有人把这当作不思进取的借口，但很多时候这种感受的出现有其原因，而这却往往鲜有人知。前文提到的前额皮层对自我激励机制也发挥着作用。所以，要想做事情有干劲，就得对大脑的这一部位做文章。一定要记住，前额皮层的运作会消耗大量的能量，因此我们需要经常休息。

我们可以认为：动机是发起、引导和维持实现目标行为的源头。当一个人开始朝向目标迈出第一步时，就会变得充满希望。这种感受会激活大脑中的奖励系统，促进多巴胺的分泌。而多巴胺会令人产生愉悦感，使人能够自然而然地坚持下去，并使人重复做令自己愉悦的行为。于是，目标实现路上的整个过程就变得十分愉快了。此时，你已经激活了大脑和身体维持动力的自然方式。

精神状态所具有的作用

注意力的影响

“9·11”恐怖袭击事件给世人带来的影响是深远的。该事件过后，很多机构和组织对幸存者的心理症状和创伤后应激障碍的状况所做的研究中就有值得学习借鉴的要点。最初的研究是由北卡罗来纳州的三角研究所的研究人员开展的，他们发现，被试所患创伤后应激的程度和其目睹袭击过程和造成惨状的时间之间存在着明显的相关性。简而言之，他们在电视上看到越多关于“9·11”事件的报道和节目，其心理上受到不良影响的可能性就越高。该相关性的存在不受此人是否有亲友在袭击中身亡的影响。

大脑的关注点或可对一个人的精神状态和处世之道产生巨大的影响。上面这项要求被试观看“9·11”事件题材影像的研究便说明了这一点。根据经验，我们知道人能注意到的东西会随着关注点的不同而发生变化。例如，在从普通上班族到创业慢慢成为一个企业家的过程中，婕茜的所见所闻无不是来自其他的企业家。她会阅读关于成功企业家的书籍、观看相关的电视节目，还会想办法结识他们。等她回过神来，发现自己满脑想的都是知名企业家的事情。

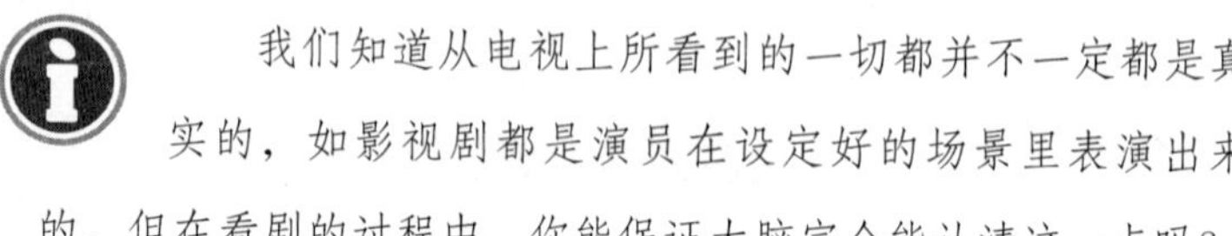

电视节目的真相

我们知道从电视上所看到的一切都并不一定都是真实的，如影视剧都是演员在设定好的场景里表演出来的。但在看剧的过程中，你能保证大脑完全能认清这一点吗？

右脑处理影像信息的方式和应对真实场景的方式相同，而边缘系统会对虚拟的景象做出真实的反应。所以，当一个人观看恐怖电影时，如果看到坏人在鬼鬼祟祟地接近好人并且图谋不轨，他仿佛自己也能对威胁感同身受。

那么，怎么样的状态对实现目标来说最有利呢？婕茜明白，要想让自己做到处变不惊、做事井井有条，就得让自己保持某种状态。她试过在上班路上听新闻报道，但后来她发现这个方法可能不适合她。在这个过程中，她感到沮丧、愤怒、苦于迟迟没有什么长进，在了解世界各地所发生的杂七杂八的事情后，反而心生对人性的困惑。在接受教练的指导后，现在她知道之所以自己处于一种低迷的状态，是因为大脑中释放的化学物质使然。为了激活能够振奋自己精神的积极神经回路，她决定尝试做出改变。

婕茜决定要优化自身的自我管理能力。她打算早上不再听新闻了，改听美捷步老总谢家华（Tony Hsieh）的《奏上幸福》（*Delivering Happiness*）2012 版有声读物。这本书讲述了谢家华的创业故事，非常鼓舞人心，对商业人士非常有指导意义。

阶段性的奖励

婕茜从来不觉得在实现目标前就先行奖励自己有什么逻辑可言。对她来说，实现目标本身就是一种奖励了；如果失败了，当然就不应该得到奖励。半路就奖励自己那也太儿戏了。然而，大脑却非常喜欢得到奖励的信号，在受到奖励后会释放出有益于身心的化学物质，促使人继续保持或再一次做出当下的行为。

具体行动

婕茜表示，她将在一个月的时间内试着把一个大目标拆分成一个个阶段性小目标，每实现一个小目标就适当奖励一下自己。

婕茜的行动清单

- 和新销售员工莎拉见个面，开始对她的培训。然后，买一本《新科学家》（*New Scientist*）杂志给自己作为奖励。
- 给员工艾玛几本关于提升演讲技能的书，并为她提供在线培训，然后再安排一天给她做演讲并验收学习反馈。晚上带母亲出去吃晚饭作为奖励。
- 请一位外部战略培训师来公司和大家一起制定明年的公司战略。然后去做个美容犒劳一下自己。

目标实现的小贴士

- 在确立和制订计划的过程中，既要考虑实际，也要兼顾精神追求。

- 经常在脑海中过几遍实现目标所要达到的各种事项，以加固突触联结。
- 在着手实现目标前，先将其拆分为一个个小目标。
- 暗示自己也具备实现这些目标的实力。
- 在实现各个小目标并最终实现大目标后，好好为如何犒劳自己而做计划。

学会实现目标的方法所能带来的益处

- 在实现目标的过程中，人的大脑和其自身是一种合作关系，而非对立关系。大脑的积极参与会使目标实现的过程更轻松。
- 在制订好实现目标的计划后，要将空出来的思考余裕施于其他用途。
- 在下定决心实现某个目标后，要学会自始而终地相信自己能够达成该目标。
- 增强他人对自己的信任。
- 目标可以复杂、多元化一些，这样一来实现目标的效率也更高。

第 9 章
激励他人过程中的雷区

这一周本过得很好。他每天都能按时回家，妻子对此感到非常满意。当感觉情绪低落时，他就去室外呼吸一下新鲜空气、听听音乐，然后精神就能振奋起来了。但其实，要想克制吃巧克力和喝咖啡的欲望并非易事，然而他已经下定决心要做出改变。总的来说，他觉得他的自我管理能力已渐入佳境。

这周他打算和斯图尔特谈谈与他一起工作的同事们。本说自己非常喜欢身为团队成员和伙伴合作的感觉，他认为以团队的形式开展工作有重要意义，只要大伙儿齐心协力，就能完成更多的工作。不过，他在试图激励个别几位成员的过程中遇到了一些麻烦。

首先就是助理简，她一直以来就没让本省过心。本虽然想让她提高工作效率，却觉得无从下手。于是，他决定和她单独开个会谈一谈。二人沟通过之后，本收获的信息远超想象——简对本吐露了心声，从而使本得知了很多原来不知道的事情。

简表示很担心丢掉工作，而且因为本一直都在对自己生气和感到失望而终日惴惴不安，也因自己的脆弱感到垂头丧气。虽然她对外称不会把私人情感问题带入工作，但她一直没迈过去先前被男友抛弃的坎儿。本一时不知道该如何伸出援手，因为不管怎么样，简还是得做好她的本职工作，这是底线。

但是，本作为上司又想表现出自己富有同情心的一面，真心希望简不再受自己的这些事情困扰。上周，他在另一间办公室里给员工培训了如何使用内部技术定制软件。受训员工不过是礼貌性地参加了培训，然而似乎对此次培训没什么太大兴趣。这当中一个叫詹姆斯的员工走神得尤为明显，本觉得要让他找回好的工作状态。比起培训的主要内容，詹姆斯似乎更愿意通过发表意见来获得其他员工的回应。本在心里想，可能是自己激励员工的方式出了什么问题。

这周周四、周五的时候，本带领的团队大概会拿到一个新项目，他非常希望大家能拧作一股绳，以非同一般的干劲出色地完成该项目。站在本的角度来看，为了达到这一目标，每个人都得倾尽所能、团结一致才行。

情况分析

斯图尔特认为，激励他人的行为对个人的生活质量影响巨大。所以，他对本做的这次指导对本自己与本在现在和未来的同事都很重要。他们着眼于以下几个方面：

- 帮助简提高工作效率；
- 增加本和简之间的沟通渠道；

- 激励像詹姆斯这样的员工，提高他们对工作的参与度；
- 激励团队所有成员积极工作。

本章将指导你理解激励他人的有效方法，激发你帮助他人提高工作效率的潜力，并减轻你和同事在工作中可能产生的挫败感。这样一来，对你来说不论是在工作中还是业余生活中的压力都会减轻。

激励他人

人在做事时的动机是一种讲不清道不明的东西——往往在没什么干劲的时候就能清楚地从自己或他人身上感觉到。人们常常觉得这样的精神状态是难以驾驭的，在很多时候都是无形无影、难以捉摸的。然而，一旦进入状态就仿佛如有神助，为做成一件事，我们的体内会涌现出澎湃的动力。

那么，动机的本质到底是什么？动机与主动性有很多相似之处，我们先说说主动性。做事情时仅仅积极主动是不够的，更要把事情当作一种自己所肩负的核心责任。这样一来，我们所做的决定就显得至关重要了。在英语中，“责任”一词可以理解为“回应的能力”。

本对“责任”一词所具有的含义可以说是非常熟悉了。在教练领域，教练首先就得确保受训者理解“责任”为何物，这样受训者才会清楚自己能否做出改变取决于他们自身。总是抱怨外部的客观原因并不会使自己的不利处境得到任何的改善，更何况某些外部环境是无法摆脱的。

维克多·弗兰克熟悉弗洛伊德的精神分析心理学流派。该流派认为，一个人幼时的经历会全面影响其身心发展，并确定了其余生的前进道路。维克多身为犹太人，与他的父母、兄弟姐妹和妻子曾一起被关押在纳粹集中营中，最后只有妹妹和他两人生还。维克多经历了非人般的折磨和暴行，那时的他不知未来的路在何方。在得到解救后，他踏上了追寻生命意义的旅程，留给了后世很多对人生的洞见。他的著作《人类终极的自由》（*The Last of the Human Freedoms'*）在 1946 年首次出版，在书中他解释道，纳粹可以控制他所处的整个外部环境，可以在他身上为所欲为，但他们无法控制他的本体感受。任尔东西南北风，我亦岿然不动。

我们可以将做事的动机视为决定做某事的前提。就是说，如果一个人有充分的动机起床，在他反应过来前就早已利落地下地并开始为新的一天做准备了。

动机的本质

我们可以认为动机的类型主要分为两种：内在动机和外在动机。内在动机就是说人的动机来源于内部驱动，即一个人在工作中并未受到外力的束缚，是出于本愿为之。而外在动机则来自外部环境，即一个人因为有所图而做出某种行为。人之所欲通常是名、利或其他形式的奖励，要么就是免受惩罚。有关内在动机和外在动机的研究有很多，关键在于了解两者各自适用的时宜。

能起到激励效果的奖励形式

等待奖励

对大脑来说，期待中的奖励是强有力的刺激物。法国研究员马赛厄斯·波希吉连（Mathias Pessiglione）和其同事的研究表明，当我们期望获得奖励时，大脑中包括腹侧纹状体和杏仁核在内的某些部位会影响到我们的行为。而大脑的其余部位在其他情况下也各有各的作用。

香蕉和苹果能对猴子真正起到激励作用。当它们看到这两样水果时，扫描影像显示，它们的眶前额皮质会被激活，而且相关细胞似乎能识别奖励的等级。例如，猴子在面对苹果和生菜时，这些细胞会对苹果产生更明显的反应；而在面对苹果和香蕉时，则会对香蕉产生更明显的反应。

我们大多数人都经历过被外部事物吸引，从而在引导下去做某事的经历。姑且不论对错，经常有父母以美味的食物作为奖励要么让孩子乖乖听话，要么就是让孩子取得更好的成绩。即使是成年人，也常有妻子以允许看球且不加打扰为条件让老公做家务的事。由经验我们得知这种外在动机有时确实能起作用。接下来，我们将会从整体上审视外在动机对人产生的影响。

金钱就是力量

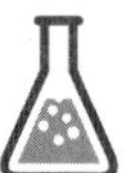

马赛厄斯·波西吉连及其同事进行的另一项研究证明了潜意识动机所具有的力量。他们认为，人们会根据自己所期望获得的奖励来决定付出多少努力。

在该实验中，每位被试都分别看到一张被遮盖住的图片，图片上印着1英镑硬币或1便士硬币，但很难分辨具体内容。然而，被试无一例外都不假思索地捡起来确认。之所以要在图上印钱，是因为金钱早就被证明可以激活大脑中掌管奖励功能的神经回路。

在实验过程中，被试的大脑反应、皮肤电导和握力大小均在监测之下。其中，握力被认为是行为的一种测量指标，被试在紧握双拳或处在相对放松的状态下的时候，屏幕中温度计的刻度都会有相应的体现。被试被告知，温度计上的数字越高，能得到的钱就越多。

结果表明，被试在没有意识到两者之间存在差异的情况下，对获取1英镑硬币的劲头相对更足。在这个过程中，大脑中受到主要影响的部位被认为是边缘系统的输出通道，它使被试产生了情感和动机。

伏隔核中存有大量多巴胺，它对诸如血清素、内啡肽等神经递质非常敏感。前文也提到过，血清素、内啡肽和多巴胺会使人产生满足感，促进动机的产生。

该实验结果可与伏隔核受损伤的猴子实验结果相互印证。

猴子宁愿立即将剥了壳的坚果吃掉，而不愿把未剥壳的坚果存起来留着慢慢吃。我们人类又何尝不是这样呢，很多人都认为未来的奖励对动机的增强无甚吸引力，对比例子如下：

- 窝在沙发里、不去健身房锻炼身体对比做各种有意义而刺激的事情；
- 每月节省开支对比用信用卡预支大笔的费用；
- 多学习、充电，争取能在白天高效地工作对比下班后其他同事都走光了自己还要加班干活。

让自己保持旺盛工作劲头的诀窍就是在从事一些看似无趣的重复劳动时，想办法提高自身的多巴胺水平，以待获得长期的回报。对每个人来说，刺激多巴胺分泌的最佳方法各不相同。以下是一些建议：

- 制定一份成就清单，每完成一项就勾掉一项。掌握自己努力做事的具体进度是非常有用的；
- 在完成每项任务的过程中，区分每一个阶段的关注点，例如，在健身时，在锻炼完二头肌后再接着锻炼三头肌；每一笔现金存款都要设作专门用途；
- 听音乐。

孩子的奖励

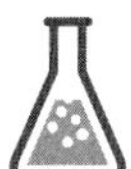

曾有研究人员借着孩子们在自由玩耍的时间进行了一项经典的动机实验以研究孩子们的行为。研究人员注

意到，在此期间有一部分孩子们始终在画画。这表明，这些孩子之所以在可以做其他事情的时候画画，是因为他们发自内心地想画画。

这些画画的孩子被分为三组。主试向第一组孩子展示了“好孩子”奖状，并问他们是否愿意靠画画得到奖励。而对第二组和第三组只是问他们还要不要继续画画。其中，如果第二组孩子继续画画，那么也能得到奖励。这样做的目的是使奖励变得出乎意料，并不是摆在明面上的条件关系。第三组孩子则是不管怎么做都不会有任何奖励。

两周后，主试趁孩子们在自由玩耍期间再一次对他们进行了观察，然后主试发现第二组和第三组的孩子们画画的时间比之前长了。反而是只要画画就有奖励的第一组孩子的画画兴趣大大减少。这种现象被称为“汤姆·索亚”效应，导致这种现象出现的原因是曾经用来玩乐的活动变成了工作。

上述这项研究具有关键性意义，之后有三位科学家对其进行了重新分析和跟进。其中一位名叫爱德华·德基（Edward Deci）的人认为：“在认真思考 128 项有关奖励效果的实验后得出的结论是，实质性的奖励往往会对人的内在动机产生较大的负面影响。”

在从事基本的、不费脑力的重复性劳动时，外在动机的介入能产生积极的影响。但是，本和同事们做的工作不属于这种情况。如果不理解外在动机的适用范围就贸然将它运用于工作

之中，可能会产生如下适得其反的后果：

- 削弱或消除个体的内在动力；
- 扼杀创造力；
- 迫使个体只重视眼前利益；
- 导致个体做出不道德的行为。

更崇高的目的

一个人充分受到自身内在动机影响的最佳方法之一，就是要彻底明确自己做某事的原因。一些著名企业家的成功案例能很好地说明这个问题。吉姆·柯林斯（Jim Collins）和杰里·波拉斯（Jerry I. Porras）在 1994 年出版的书籍《基业长青》（*Building to Last*）一书中，有一章标题为“利润之上”。作者花了整整一章的篇幅阐述了这样一个观点：企业只有确立比赚钱更远大的理想，才能彰显出与众不同的特质，从而走得更远。

井深大（Masaru Ibuka）于 1945 年创立了索尼。在公司成立之初的 10 个月里，他就制定好了公司章程，确定了企业的格调：

- 创造出能让工程师们感受到技术创新乐趣的工作环境，使他们意识到自己对社会肩负的使命，全心全意地工作；
- 从事技术和生产方面的相关活动，以重建祖国日本和提升本民族文化地位为己任；
- 将先进技术应用到广大民众的日常生活中去。

索尼在尚未转亏为盈的时期里，一直坚守着上述的章程。虽说一家企业不以创收为第一目标是不可思议的，但对索尼这种有着更高理想和境界的企业来说，这些就是值得贯彻的信条。自公司拟定章程以来，索尼向世人展现了自己的“先锋精神”，用行动印证了公司的初衷：“索尼在不断取得进步的过程中愿矢志不渝地为全世界服务……索尼的一项原则是，尊重和鼓励任何员工拥有的能力……并始终努力帮助他们发挥出最佳表现。”这可不比单纯地创造利润更容易。

员工自身也需要给自己设定更崇高的目标。他们要思考：自己选择在公司工作的理由、对社会有何贡献和助益、希望有何创新。员工对这些问题需要做到脱口而出才行。如果一个人能够将自己的日常工作，甚至是重复性劳动与更高的目标联系在一起，就可以维持内在动机。

期望的力量

一个人在有期望的情况下，他的行为和处事方法会受到很大的影响。这可以转移人的注意力，进而使人关注更积极的事物。例如，本在努力让詹姆斯专注工作的过程中，就可以多利用这一点。接着，针对本就如何使员工有所期望，斯图尔特对相关基础知识做了介绍。一般情况下，我们可以将期望的产生理解为大脑对奖励或威胁的发生已有所预知。当达成了自己所期望的事情时，人便会体验到多巴胺分泌的那种如同奖励般的快感，使人记住当时自己的所作所为并促使人再做一次。而若是实际结果超出了期望，多巴胺分泌带来的快感和奖励性反馈则会更强烈。如果能正确地利用该生理反应，那么它就能使大脑功能发生与服用吗啡类似的变化！但是，如果未能达到预期，则会导致多巴胺分泌量的大幅减少，并使机体产生威胁响应。你也知道，多巴胺非常有助于思考和学习。因此，如能满足甚至超出期望的话，将助你进入完成工作的良好状态。

你知道你想要它!
你是在和我说话吗?
多巴胺
多巴胺
好吃!
SP
哇!
多巴胺真神奇!
SP

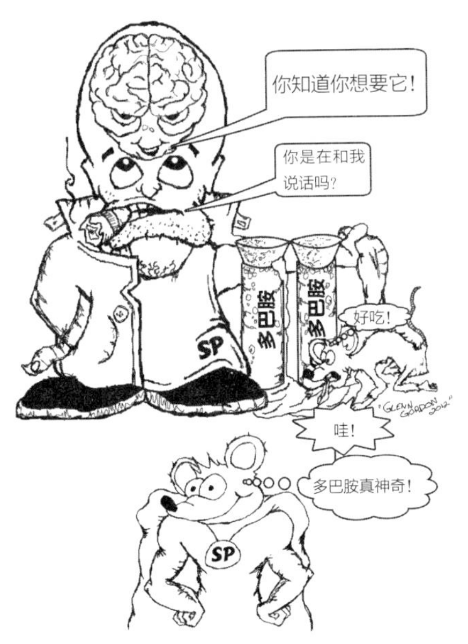

本可以和詹姆斯等其他团队员工一道尝试做以下这些事情：

- 设想好期望的内容，如要求每个人写下当天早上要检查的文件数量或与客户会面的结果；
- 适当降低期望的标准，使其略低于理想状态，这样，在员工达成期望后，便会有一种超额完成的兴奋感；
- 多试着改变看待事物的方法，让大家都能领悟到所有能帮助人超出预期的小方法。

动机专栏

之前，本发现简一直以来都在为一些麻烦的问题而烦恼不堪，因此特别想帮她，一方面他也是为了自己的助手能更好地投入工作。很多人和本一样，工作时经常要和他人协作共事。有时候我们能理解同事所经历的事情和所处的状态对工作的顺利开展是非常有利的。对此，斯图尔特强调说，本要想怀着同理心感同身受地理解简的苦处，就必须放低姿态，设身处地地想简所想。第一步就是要试想简所遭遇的所有糟心的事情。斯图尔特让他大概说一下简所有的烦心事：

- 怕丢掉工作；
- 怕本对她发脾气；
- 怕本对她感到失望；
- 对自己的不坚强感到沮丧；
- 迟迟未从失恋的阴影中走出来。

以上这些可能并未涵盖简所担心的所有问题。但我们要看到，简愿意对本吐露这部分心声，已经算是开了个好头，足够让本费一番功夫了。

斯图尔特先是就大脑层面对本解释了解决上述问题的重要性。人的大脑天生就在试图最大化获得的奖励，同时最小化任何危险或威胁，人的天性通常是趋利避害的。大家都知道，对我们每个人来说，有助益或产生威胁的事物可能略有不同，但我们不妨做一定的假设。由大脑中主导人的情感和行为的部位所组成的边缘系统是非常敏感的，因此，任何的利害刺激都会使其做出反应。

威胁响应非常强烈且持久，它比潜在的奖励性反馈更直接，而且还会影响人的思考能力并削减人的认知资源。产生威胁响应的人会变得更具有防御性，无法接受新的信息，还可能把很多其他事物都看作威胁。这就是简的工作效率远远达不到自己或本的期望的原因。

简的思想好比一辆火车，一旦朝着忧虑的方向驶去，被这样的情绪所笼罩，就很难回头了。如果仅仅想把这种不良情感给掩盖住是难以行得通的，本也就很难找到可以隐藏自己情感的环境。压抑情感的过程需要消耗大量的能量。研究表明，一个人在压抑情感时会对周围的人产生很多影响，其中之一就是让他们感到不舒服。

除了压抑情绪的做法之外，有两种做法是比较有用的：其一，重新定义情绪的性质；其二，转移注意力。所以，如果简觉得自己忧心忡忡是因为怕本对她失望所致，她就得想办法改变这种情况，否则就干脆把注意力集中在其他事情上。如果简真的哪里做错了，那么她就得找到补救方法，并向当事人诚挚地道歉，杜绝再次犯错。根据情况的不同，她需要采取的具体方法也各异。例如，她担心本因为某件事情而对她生气，但本当时看上去又很忙，那么最好的方法可能就是先将注意力转移到其他事情上去，直到他有时间和她交流为止。交流的时间可能是下班后或一大早，这要看简对本工作时间的了解程度如何了。

另外就是重新定义自己的情绪。有些人会觉得这种做法太不同寻常了。然而，事实表明有些负面情绪在经过重新定义后，便会较少产生。有效的重新定义的内容必须比较简洁，也就是说要用简短而富有象征性而非冗长的话语来重新描述情绪。例如，用诸如“沮丧”“烦躁”“懈怠”的词语来形容某些不良情绪，而不要用“本简直太不可理喻了，他总是把事情交代得不清不楚，把事情复杂化……”之类的长句。因为，较长的描述往往会加重情绪反应，使人进一步深陷在这样的负面情绪中。

上述的这些策略都需要我们花时间来掌握，都是值得尝试的。要向他人传授这些方法，最好要先征得对方的同意和认可。所以，你若想帮助遇到类似问题的人，可以告诉对方自己的应对策略是具有科学基础的，并在实践中已被证明行之有效。这样一定能有良好的开端。

在接受训练后，本在工作效率、有效性和生产力上取得了很大的进步。他自豪地告诉斯图尔特，他准备花 15 分钟和简坐下来好好聊聊。斯图尔特觉得，本哪怕开诚布公地把自己对简的期望对她说了，可能也是无济于事的。随后他解释道，在和别人打交道的过程中，尤其是在应对一些敏感的问题时，不应该仅关注花了多少时间而是应该把人视作重点。如果太注意花费的时间，可能就会忽视很多重要的点，影响到面谈的效果。更有甚者，会起到弊大于利的负面效果，即使不是这样，最起码还得再面谈一次才能解决问题。

本需要安排足够多的时间和他人进行面谈，思考对简来说自己应当扮演何种角色才比较合适，想办法尽己所能地帮助简走出困境，扩大面谈的成果。如果面谈在 20 分钟内就能结束，那么本就可以利用省下的额外时间处理一些零碎的事。本可以将这些零碎的事情列成一张清单，如下雨天给孩子安排做些什么事之类的。就算面谈进行了整整 60 分钟，简也因此好好地吐露心曲、畅所欲言了一番，本也会在开诚布公的交流中感到愉快。

你好，简。
本，我的工作量太大了。
没人帮我接电话……而且你总是吃很多巧克力！
额……
你很清楚，我基本上是没有休假的。……呜……
我的孩子把猫放进微波炉里加热了……
SP

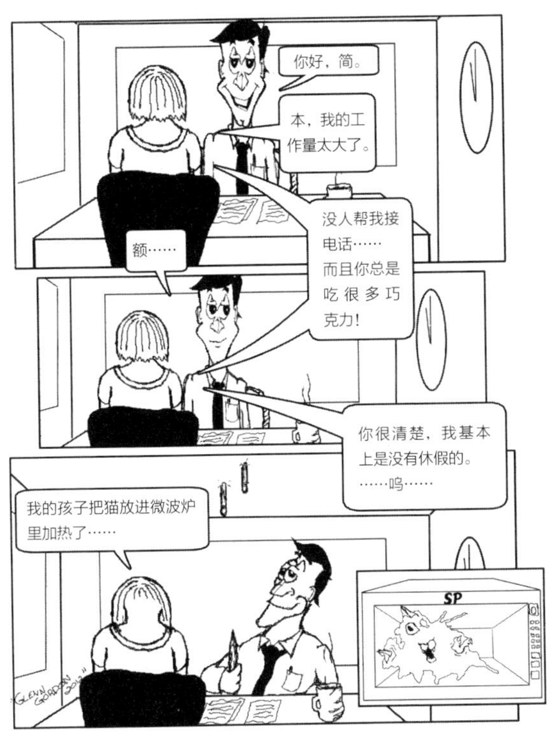

自主掌控的作用

当人处于某些状态时更容易产生做事的动机，其中一种状态就是让手头的工作尽在掌控之中。

成瘾的小鼠

北卡罗来纳大学心理学教授史蒂文·德沃金（Steven Dworkin）曾进行过一项著名的实验。实验的研究对象是两只小鼠。第一只小鼠按下操纵杆后便能给自己注射一剂可卡因，结果它因饥饿和缺乏睡眠而死去；第二只小鼠则是研究者按照第一只小鼠给自己注射可卡因的频率和剂量注射可卡因，结果它比第一只小鼠更快地死亡。

实验表明，是否拥有掌控感对生命体而言是非常重要的。对很多企业里的员工来说，想要对自己的工作完全拥有自主掌控权是很困难的，而且这也并不是获取报酬的必要条件。公司可以通过让员工决定一些小事情来增强员工的自主掌控感。首先，这些事情确实必须是能兑现的，不能只是随口说说的画饼行为。但是，仍有很多公司靠给员工许下空头支票，因为这能使公司在员工身上攫取到远远超出想象的好处。以下几个例子是公司允许员工决定的事项。

- 选择心仪的茶歇时间及其在休息时做的事情。要注意，这在有的公司里根本就是不可能的。
- 决定工作时的着装。例如，在见客户的时候得好好打扮自己一番，平时穿得普通一点就好。
- 做一些可以彰显企业社会责任感的工作。比较理想的情况就是，员工可以自由选择要合作的团队，以及碰面的时间和报告的方式。
- 如果临时想多休息一会儿，可以自己安排工作时间。这种弹性的做法在澳大利亚比在英国更常见。

有一些公司就会给员工提供更多自主掌控权。3M 公司允许一些员工每天利用 15% 的上班时间做自己想做的事情。大名鼎鼎的“报事贴”便笺纸就是员工利用这个时间发明出来的。想象一下，如果这个产品不曾问世，3M 得损失多少收入啊。谷歌还专门为工程团队划定了 20% 的工作时间用来进行自由创造。谷歌搜索建议、谷歌邮箱以及谷歌社区之类的创意都是在这段时间里产生的。谷歌称，公司 50% 的新产品都是在这段时间里被开发出来的。

确定性的作用

在第 13 章中，本书从大脑层面出发探讨了卓越领导力的核心组成部分，对领导者和基层员工的大脑的基本需求做了分析，这当中包括了确定性需求。斯图尔特对本道出了确定性的作用，是希望他作为简的领导能主动地让两人的相处过程变得更融洽。

试想一下数千年前我们居住在没有屋篷赖以遮风蔽雨的世界里。我们必须靠自己打猎来觅食，还得靠部落的其他人活命。如果和部落里的其他人起了冲突，我们就会被扫地出门，结局基本上就是葬命。这种吃了上顿没下顿的情况十分具有威胁性，因为要是吃不上东西，人很快就会吃不消。此外，要是弄不清浆果有没有毒，也会使生命受到威胁。外界的不确定性会威胁到人的生存。

人的大脑对外界做出反应的出发点，往往就是为了获取安定感。当简纠结于本未知的想法而惴惴不安时，她便会感到非常惶恐。一旦她开始担心本觉得她不好的时候，她便会陷入这样的思想漩涡中难以自拔，这对她来说就是最大的困扰。她担心自己会丢掉工作，然后就再也找不到别的工作了，没有工资就支付不了账单，生活也将非常艰难。但是站在本的立场上来看，简就是工作表现不佳而已。

如果简能重获安定感，就能摆脱那些无用的想法。本作为上级领导，可以试着对简多加包容、下达指示时也可以说得更清晰一些，平日里也可以多与其沟通。如此一来，前文列举的两人均面临的四个问题里的三个就能得到解决。

如果简能了解到本具体对她的哪一个方面感到生气和失望，就能有的放矢地通过采取一些措施来确保这些问题不再发生，从而增强掌控感。同样，要是本能够理解人无完人的道理，并及时对简指出某些错误是非常严重的，可能导致其受处分，甚至让她丢掉工作，那么简就能做到心中有数，不必再对一些工作上的事务缩手缩脚。

简最后提到的一个问题是她还没从上一段感情中走出来。这个问题哪怕与本开诚布公地交流也没法得到妥善解决。这个问题比较特殊且棘手，本最好引导简自己总结出应对方法，如找小姐妹或教练多谈谈心。斯图尔特很高兴地看到，本并没有觉得自己得帮着同事解决在他们身上发生的所有问题，他懂得区分自己力所能及的事和自己无法解决的问题。

信心的作用

领导者还要意识到的另一项核心能力就是如何培养同事在工作中的信心。抬高或降低一个人的地位似乎可以起到增强或打击其信心的作用。本团队中的詹姆斯就特别喜欢靠抬高自己在团队中的地位来增强自信心。本和詹姆斯本人都没有意识到，这种做法浪费了大部分精力。

那么，地位高低何来如此吸引力？从进化的角度来看，高地位往往直接和高回报是联系在一起的。有人会说，时至今日仍是如此，而有人却不这么觉得。无论实际情况如何，当大脑感知到人的地位有所提升时，负责奖励反馈的神经回路便会自然而然地被激活。同样，若一个人的地位降低了，大脑就会产生威胁响应。这种结果也很好理解，也就是说地位的降低可能会引发各种负面的后果。

很多人只要和老板说话就会产生威胁响应。因为他们认为老板的地位比他们高，自己的地位则相对低，但这都是我们在自己的脑海中臆想出来的认知。如果威胁响应真的影响了我们自身，那么就努力试着去改变对某些事情的看法吧，最终我们可能会收获意想不到的效果。

会面

我对电视节目的选择范围比较窄，所以不认得几位电视节目主持人。有一次，在伯明翰公民社会领袖早餐会上，嘉宾讲者之中有一位名叫格里夫的面善男子。我后来才知道他是“公民之声”节目组主席。格里夫说话有趣且富有启发性，让人印象深刻。我知道他和我一样也正准备去参加一期“公民之声”节目的录制，所以便上前搭话问他录影棚怎么走。虽然他也不知道，但他提议让我跟他以及另一位同行的绅士一起去，由这位绅士带路。因为我想进一步了解这位颇具魅力的讲者，我便问他是不是在全国各地进行了很多场这样的讲话，我得到了肯定的回答。接着，我好奇地问他平日里不去做演讲时都做些什么。他不自然地顿了一下，我生怕问得太深有些不妥。不过，他马上就竹筒倒豆子似地把一大串精彩的活动一股脑儿地列举了出来，其中就包括主持电视节目。

这时，带路的那位和善绅士告诉我，格里夫其实还做过很多厉害的事情。到达录影棚后，我慢慢发现，旁人们在和他接触时的举止有些不同寻常：他们在靠近格里夫时所做出的肢体语言和其他时候不同；在聊到格里夫或跟格里夫直接交谈时，语气也有明显的变化。我想，这大概是因为这些人以前都听到过格里夫的讲话且留下了深刻的印象。到了休息时间，我给爱人打电话，对他说道：“今天早上我和‘公民之声’的主席格里夫·莱斯·琼斯（Griff Rhys Jones）高谈阔论了一番！”

在得知格里夫曾参加过好几次电视节目的录制后，再看他的感觉就很不一样了。在我眼中，他现在不仅是一位威风的演讲者，看到他更有一种电视中的人物呈现在自己眼前的欣喜感！

在公司老板和名人面前，普通人很容易觉得自己的地位不及对方。会让人产生这种感受的情况包括但不仅限于这些。以下的例子在生活中则更常见：

- 看到别人穿着和自己同款的衬衫，但觉得对方穿着更合身；
- 听说朋友买了一辆价格不菲的新车；
- 看到别人家孩子在体育比赛中获胜，自己的孩子却屈居第二；
- 听到老板夸奖自己的同事。

人们在觉得被比下去时，常常会无意识地想办法在别的方面找回自信。许多漫画的内容就是围绕着人们的这种心理而创作的。想象一下，公司里三位同事围在饮水机旁闲聊，有一位说自己准备添置一辆新车；另一位随口提到自己的儿子比利在化学考试中拿了 A，老师说他能上牛津大学；第三个人则说自己准备在今年圣诞节为无家可归的流浪汉们提供志愿服务。

从表面上看，这就只是几个人互相分享近况和打算罢了。甚至有人会觉得，这种互相交流和分享行为能加深彼此之间的情感。然而，事实却并非这样美好——人们在试图提高自己的相对地位的过程中，会不可避免地削弱自己与他人之间的情谊。也就是说，詹姆斯在开会时为显得自己与众不同而做出的一系列行为，最终会导致自己被孤立。

对詹姆斯来说，更好的策略是试着在自己身上寻找突破口。我们在感知到他人的地位时，可能会激活一些神经回路；但如果我们能学着在自己身上寻找突破口，这些回路则会被激活得更充分。也就是说，詹姆斯每次取得新的成就都会收获一定的回报。这样的成就可能就是很小的事情而已，如开会前第一个到达会议室、提出一条好的建议、担负起自己的责任等。本可以通过以下方式帮助詹姆斯提升地位：在开会期间安排一些小事情让他负责、真诚地回应他的主意出得很好或某项工作干得不错、一项一项地指明他所取得的成就。在这个过程中，只要提到他做得好的事情就行了，免得产生相反的效果。

情绪和动机

心境的作用

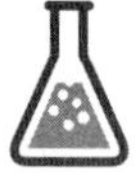

一个有名的实验通过对一对双胞胎姐妹进行研究，揭示了情绪对人产生的影响。主试想办法让双胞胎姐姐处于积极的情绪之中；而妹妹则正好相反——她被安排到购物中心附近的一家健身房的一间安静的空房里，她必须仔细阅读一份正式的知情同意书并在上面签字。此外，主试还要求她念笔记本电脑屏幕上的负能量句子，并想象她正在念给朋友听，而且还都是些诸如“我有时对自己给父母造成的伤害感到内疚”等让旁人听了很难受的话。在主试的安排下，她还听了很多忧伤的音乐，如塞缪·巴伯（Samuel Barber）的《弦乐柔板》(*Adagio for Strings*)。她就这样被单独留在房间里过了一会儿，然后主试把她带到购物中心，让她逛 30 分钟的商场。

姐姐也经历了类似的安排，但她接触的事物都是让人心情愉悦的。例如，她所读的话都是类似“我觉得我无所不能”的正能量语句，听的音乐也是激昂高亢的那种。同样，之后她也去逛了 30 分钟的商场。

实验结果是妹妹买的东西比较少，逛的商店、浏览的商品也不多，对买到的东西也感到不满意。例如，她说买的运动鞋并不怎么称心。她一共也就逛了 20 分钟的店就感到厌烦不想继续逛了。而姐姐则买了很多东西，逛的商店、浏览的商品也更多，甚至还给妹妹买了几件礼物！

这个实验揭示了一个人所处的心境对其行为产生的影响。试想一下在和客户接触的过程中，积极和消极的心境可能会带来的结果。

但要想心境永远处于积极状态是不现实的，过度的期望往往是一种心理不健康的表现。在理想状态下，我们最好能有在需要时主动进入某种心境的能力，而这需要我们对如下这些问题稍加思考。

- 听什么样的音乐能让自己振奋起来？

- 在脑海中重现哪些美好的回忆能让自己心情舒畅?
- 对自己说些什么话能逗笑自己、使自己重拾自信?
- 在回忆起何种重要的事物时能坚定自己的信心?

一个人的所思所想会影响其心境。如果能够了解何种思想能使自己进入某种心境，我们在有需要的时候，便能获取相应的力量和灵活性。

激发动力的小贴士

- 认清运用外界动力的各种情况。
- 有策略地充分调动他人的内在动机——在理想情况下，要招聘不只为了获得薪水而工作的人才。
- 明确更崇高的理想。
- 尽可能给他人营造安定感，帮助他们增强信心。
- 练习快速进入理想心境的方法，以便在需要时能够及时进入最佳状态。

掌握激发动力方法的好处

- 个人工作效率将在自己的掌控之下。
- 获得提高他人工作效率的潜力。
- 自己和同事遭受的挫败感将减少。
- 在了解如何有效地激励孩子和伴侣后，和他们相处时可能遭受的压力也将减少。

第 10 章

你的大脑弹性够足吗

凯特这天颇受折磨。就算是快熬过这一天了，但她仍然对沮丧的情绪和烦恼久久难以释怀。她希望通过和斯图尔特进行交谈来帮助自己看清发生在自己身上的事情。最重要的是，确保今后不再会有这样的一天。

凯特对斯图尔特说，他人对自己的期望总是源源不断。从前，这就意味着自己总是要忙里忙外，在工作上要多花很多时间，还要想办法应对压力。在工作上的压力还会被带到家庭中去，她需要家人理解自己工作繁忙并帮忙安抚自己。但好在迎接下一轮的高强度工作前她能缓冲几个月时间。然而，今时不同往日。现在，公司董事会似乎觉得他们得一刻不停地保持高强度的工作状态。

面对这样的现状，人力资源部却总是在一旁事不关己地空谈工作弹性的重要性，听得凯特气不打一处来。这些人总说："在这个发展瞬息万变的时代，我们的工作得保证具有一定的弹性。"凯特心里却觉得，这些人怎么好意思说这种话呢？看看咱们自己的公司，他们难道看不明白好多人都被压力逼得喘不过气来了吗？所谓的工作弹性到底是什么？这难道是我们与生俱来的吗，还是我们后天把它弄丢了？

虽然一些员工看上去似乎浑身上下有使不完的力气，对上级分派的工作照单全收，但凯特团队中有一位女同事由于这段时间的工作压力而备感焦虑，刚刚递交了辞呈。这位女同事恰恰又是那种平时顶不住压力的人。

这就使凯特备感压力。她认为自己对团队中的所有人负有责任，现在则觉得自己无法再保护他们了。他们中大多数人虽然仍充满工作激情、工作能力也很强，却也难掩疲态。她只能转向人力资源部门寻求帮助和支持。于是，公司发起了一场为期半天的抗压能力研讨会。

情况分析

斯图尔特总结了凯特所倾诉的想法，确保自己理解了问题的关键点：

- 凯特觉得工作压力总是源源不断，这使她不曾消停片刻；
- 她不了解抗压能力为何，更不知道如何培养抗压能力；
- 她很想保护自己的团队，但心有余而力不足。

本章将告诉你抗压能力究竟是怎样一种能力，以及培养抗压能力的方法。此外，抗压能力并非是万能的，它也有其局限性。

抗压能力是一种很难讲得清、道得明的东西。造成工作压力的情况有很多，不可能靠三言两语排解。凯特觉得有很多事情不是自己说了算的，但斯图尔特认为事在人为，有很多问题是她能控制的，一定是有积极意义的。

斯图尔特首先向凯特再次强调了抗压能力的重要性：为什么各大公司如此重视员工的抗压能力呢？结合时代背景来看，可能是因为我们身处于一个充满了变革的时代，到处都充满了不确定性。员工被要求能够笑对变化、压力、新颖性和不确定性。抗压能力和适应能力之间有其共通之处。

这样的想法还认为，较高水平的适应能力能够降低个人遭受慢性压力的概率。有充分的资料表明，慢性压力不利于身心健康。这种压力随着时间的推移会逐渐积累，降低人的工作效率并增加员工的病退现象。

在我们所处的这个时代，人对自身的探索和企业的各式各样的文化正经历着前所未有的蓬勃发展。一方面，人们越来越意识到心理健康的重要性。凯特的一些同事在接受心理健康急救培训后均表示受益匪浅。大家都渐渐认识到心理健康是很重要的，而压力的积累会对其造成负面影响。另一方面，“在压力中苦苦挣扎”仍常常是很多工作能力欠佳的人的真实写照。

斯图尔特向凯特分享了一些有关抗压能力的科学依据。他的观点和很多人对抗压能力和应对压力的认识颇为不同。

何为抗压能力

培养抗压能力需要一个缓慢的持续性过程。在这个过程中，人渐渐学会克服日常生活中的那些消极、困难的事务，同时不断成长。这被认为是一项核心能力。

抗压能力需要日积月累才能形成。

抗压能力的强弱并不是恒定的。

抗压能力是处于动态变化的状态中的。

我们要知道，增强大脑抗压能力是没法通过某种单一方法完成的。抗压能力至少可以被分为 4 种不同类型，分别都牵涉了各种各样不同的神经网络。只要这些神经网络能够得到增强，那么相应的抗压能力也会随之提升。

抗压能力能够增强精神和情绪力量，直接对日常工作造成或好或坏的影响。如果一个人拥有健全的抗压能力，那么他不仅能够笑对逆境，甚至还能以此为契机经历蜕变。凭借这项能力，人无论面对何种挑战都能迅速振作起来。

从理论上讲，任何人都能通过完成充满压力的工作、于临时发生的变数以及逆境中习得抗压能力。在这项能力的加持下，压力反馈带来的不良生理和心理后果就会相应减轻，在压力下的表现也会得到改善。

我们都知道，饱经压力考验的队伍的能力一定更强。那么，人们又为何总是想避免经受压力呢？这当中的原因可不仅仅是大脑构造使然，人们所处的环境，即企业文化也是主要因素之

一。其中，人际冲突是造成工作压力的一个常见因素，它对公司团队产生了极大的负面影响，并可能造成对立现象。员工若是能够对人际冲突之类的情况具备较高的抗压能力、在遭遇压力时能有更好的应对方法，那么就可以最大限度地减少不良情况对情绪的影响，这有助于维持工作环境的开放性和协作性。

常见误区

我所在的“突触电位神经管理计划”团队曾与多家公司就抗压能力的议题进行过合作，以下是我们团队在实操中发现的一些常见误区。

1. 从长远角度来看，应对压力和增强抗压能力并不是一回事。最大限度地发挥这两种能力的方法有些许不同。

2. 即便团队成员具备一定的抗压能力，也并非意味着他们无坚不摧。他们毕竟还是普通人，只不过在情感、认知、社交和身体能力上适应压力的能力更强一些而已，更何况这份能力还是有极限的。把人当作机器那样对其无限制地压榨其机能是不现实的，也不符合需求。

3. 有人觉得，抗压能力可以慢慢培养。抗压能力的培养需要一个过程，需要花费大量的时间和精力，它不是一种恒定的状态，也并非一朝一夕就能实现的。它的培养必须尽早开始，而且需要坚持不懈的努力。只有这样，个人和集体才能获得最大的收益。

4. 有人觉得所有压力对人都是有害的。众所周知，压力过大不利于人的身心健康，尤其是当一个人处于长期压力之下的时候。然而，压力太小也可能对公司发展不利，因为员工可能会缺乏奋进的动力。所以，我们要找到能给自己造成适当压力的目标以激励自己高效工作。

5. 有的人认为，压力只会对人的身体健康产生影响。因为人在经受压力时，通常会产生大量的生理感受，如手心冒汗和心跳加快等。然而，压力影响的不仅是我们的身体，它也会影响到我们的大脑。例如，压力容易使人在关键时刻不知所措。所以，减轻压力的目的不仅是要减轻上述这些生理反应、保持身体健康这么简单，还需要在心理层面上解决根源问题才行。

6. 有人认为，培养抗压能力有放之四海皆准的方法。实际上，现在有多种多样增强抗压能力和应对压力的方法。某个方法对某人有效，但对另一个人可能就收效甚微了；某种方法适用于某种情况，但在另一种情况下就没有效果。所以，具体要采取的抗压方法需要量身定制。

7. 还有人只是一味地回避压力。被动的应对策略虽然不那么费力，却不及主动策略来得有效。这种试图忽略、避免或压抑压力的做法通常是行不通的。我们还是去选择合适的主动应对的策略吧。

抗压能力的培养有无捷径可循

培养抗压能力的一种重要策略是想办法减轻眼前的压力。

这基本上算是必不可少的一种策略了，虽说光靠它还不够。这种策略就是要让大脑在持续的压力和挑战中得到休息，给予大脑充足的时间恢复精力。

让大脑休息片刻对使皮质醇维持在合理水平是很重要的。因为即使我们体内的压力物质水平每天都会经历峰值，那也不是什么大事，人休息后它们总还是会下降的。试想一下，如果压力物质水平总是居高不下，那不是得出大问题了吗！

假想预演

人们从很早以前就知道，进行假想预演对正式上台起到的帮助作用无疑是巨大的。在第 8 章中，斯图尔特就向婕茜介绍了这一做法的好处来帮助她取得预期的效果。以下研究正是众多证实假象预演神奇效果事例中的一个。

假想预演的作用

主教大学研究员伊琳 · M. 沙克尔（Erin M Shackell）和莱昂内尔 · G. 施坦丁（Lionel G Standing）对精神训练是否可以增强肌肉力量做了测试。他们募集了 30 名练习不同项目的男子运动员，并把他们分为 3 组。第一组只进行假想训练；第二组只进行肌肉锻炼；而第三组则什么都不做。测试的指标是被试的髋屈肌力量增强的情况。结果显示，接受了假想训练的那组被试的髋屈肌力量增强了 24%；直接进行肌肉锻炼的被试的肌肉力量增强了 28%；对照组则没有明显变化。

凯特的工作真的很忙，就算她很想去上瑜伽课她也根本没时间。但她仍旧可以抽出时间，让思绪来到世界上最让她感到放松的地方——南非。她只需要闭上眼睛，花上 2 分钟想象自己坐在海景房的阳台上，边俯瞰一望无际的海滩，边品味手中的冰镇红酒，任阳光在肌肤上静然流淌。

除此之外，斯图尔特还想为凯特多介绍几条培养抗压能力的方法。

大自然的神奇力量

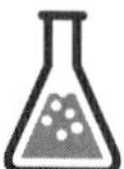

部分的音乐能让人们无须离开办公桌即可亲近大自然，这样的声音必须是来自大自然的声音，它比安静无声或人为制作出的旋律更好。

在 2013 年进行的一项研究中，被试被要求待在模拟出来的森林环境中，并加入了大自然的声音。结果显示，他们的心血管应激反应明显减轻，皮质醇水平也显著降低。这是非常令人兴奋的结果！这种“小措施、大作用”式的放松手段可被运用到日常工作中，有助于使大脑保持良好状态。

研究表明，风吹声、流水声和动物叫声之类的来自大自然的声响比汽车轰鸣声、娱乐项目产生的声音和工业噪声等人为制造出来的声音效果好得多。研究表明，在模拟森林中加入大自然的声响后，更有助于提高被试应对压力的能力。在众多种类的声音中，以来自农村和植物园的声音为最优，其次是城市中公园的声音，再次是城市日常生活的声音。

对此，我们可以得出这样一个结论：通过结合视觉与听觉来感受大自然比仅使用其中任何一种方法都要更好，可达到最优效果。

与没有大自然元素在内的环境相比，城市公园或林地更能引发人的生理变化，使人放松下来、产生积极的情绪，并从劳神费力的各种认知表现中尽快恢复过来。

研究中，一部分被试在开放式办公室的那种嘈杂的环境中工作了 2 个小时。该环境充斥着手机铃声、座机铃声和人通电话时的说话声。此后，他们分别在 4 种不同的环境中休息了 7 分钟：（1）播放大自然的影片，并伴随着流水声；（2）仅播放流水声；（3）寂静无声；（4）继续待在嘈杂的办公室中。结果显示，第一组被试比其他 3 组被试恢复了更多的精力。

在一项运用了移动脑电图的研究中，研究者发现，当被试身处静谧的大自然环境中时，其大脑的神经系统模式与雷切尔·卡普兰（Rachel Kaplan）等人发表的论文《注意力恢复理论》（*Attention Restoration Theory*）中提到的注意力恢复机制相符合。

凯特立刻想到，原来出去走走有这么大的好处啊！还记得以前孩子还很小的时候，她经常带他们出去闲逛，不用说她也能感受到亲近大自然带来的好处。她不由得暗想，自己是从什么时候开始被工作文化所支配的？就算为公司、为工作奉献自己的大部分时间，那也不能说这种生活方式就一定是对的。

斯图尔特对凯特能有这样的认识感到十分欣慰，这刚好方便他对凯特介绍另一种相关概念。

默认评估系统——求知欲

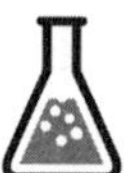

这一默认评估系统分为 2 条概念：1. 人们对事态的评估对其后续采取处理措施至关重要；2. 求知欲作为用来评估的一条准绳，作用巨大且可靠。它主要有 2 方面的作用：

- 它能提供学习和发现新事物的机会；
- 它能使人克服对未知事物的内在恐惧。

据北卡罗来纳大学的研究人员称，人在产生“感兴趣”的感受的时候，就是求知欲被激起的表现。当人想探究某个事物时，就会对它“感兴趣”。

求知欲具有促使人尝试新鲜事物的作用。这些新鲜事物可以是餐馆推出的新式菜品，或者是通常不关注的类型的电影。但是这样的做法会导致人的大脑思维方式从局限于自己熟悉的事物，转变为尝试并体验新鲜事物。

求知欲会满足人发现有趣的新事物的愿望。如果一个人没有求知欲，他的需求就无法得到满足。尽管很多人不认为对某件事物“感兴趣”属于必要的情感状态，但毋庸置疑的是，我们所有人都曾经历过这种感觉。它被归为一种需要更复杂的思维和情感参与进来的过程。由于人类的前额皮层已处于高度发达的状态，因此人们通常对这样的认知类情感驾轻就熟。

如果一个人无法做到对事物感兴趣或抱有好奇心，那么他们所面临的一切变化、革新和不确定性都会引起他们的恐惧。人的大脑通常更倾向于保持在已知的安全区域里，这种现象称作“熟悉度启发”或“熟悉度偏误”。这也是大脑冲突的一种——人的大脑一方面喜欢学习新的事物；而另一方面，也倾向于亲近自己熟悉的事物，因为“新鲜事物”总使大脑感到恐惧。从保护主义的进化观点来看，这种坚持亲近自己的事物的倾向有其积极意义；但在一些不具有威胁的情况下，这种倾向也可能仅仅因为某些未知或不同于以往的事物的存在而持续存在并成为一种阻碍。

因此，一个人要想保持求知欲就必须克服对未知事物、新鲜事物及对现状构成挑战的事物的恐惧，并不断做尝试。

兴趣和求知欲都是个人层面的事物。北卡罗来纳大学的保罗·席尔瓦（Paul Silva）认为：“一个人认真撰写的论文在别人看来可能就是不值一提的东西。”然而，会让人产生求知欲和兴趣的东西并不是一成不变的，每个人所处的地点和时间以及人生经历各有不同，这些都会对一个人感兴趣的点产生影响，所以人们好奇的方面也五花八门。也就是说，某人本来害怕的某样东西到以后就变得有趣了。我们也可以这么看：无论看起来多么具有挑战性的工作，都有可能在特定的契机下变得让人感兴趣。

凯特马上意识到，将求知欲作为默认评估系统的一环十分重要。虽然这听起来很简单，但它可能会对过往的认知产生颠

覆性的影响。她之前在和斯图尔特面谈时得知，人们看待事物的方法决定了其对事物的体验。每当凯特谈到开会时，她就感到莫名的害怕，这种情绪对她的大脑产生了不利的影响，她不经意间就预先给了自己不良的心理暗示。那既然害怕的情绪会对自身产生如此效果，那换一种有利的情绪又会怎么样呢？斯图尔特也觉得凯特的思考颇有道理，如果我们能用良好的情绪给予自己积极的心理暗示，那就应该可以往好的方向塑造我们的大脑。问题是，事实真是如此吗？

一项有关正念减压作用的研究非常具有说服力，并且越来越为人们所接受。但是，人们经常会忽略不同可利用机会之间的细微差别。

正念减压法

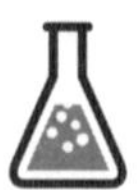

正念减压的方式多种多样，包括专注、共情等。不同类型的正念减压方式对人体产生的压力反馈有着不同的影响。另外，正念减压的疗程长短可能有所区别，从三天到九个月不等。这就是一些有关正念减压作用的文献观点有出入的原因所在，特别是有关正念能否减少压力造成的生理反应（如分泌皮质醇）的论文。因此，正念训练的选择要根据自身的实际情况决定，看哪种方法最适合自己的生活方式，并最好将其作为一种持续的习惯而不是速成课程进行。另外，某些正念训练可以有效地减轻压力感，但并不能有效减轻压力反馈带来的生理变化，所以要选择哪一种方法还是要根据实际需要决定。举个例子，据说为期 3 天或 8 周的减压计划的降低压力水平的效果最好，但在降低皮质醇分泌和改善健康的作用上，前者远弱于后者。

2017 年，维罗尼卡・恩格特（Veronika Engert）团队进行了一项有关降低皮质醇水平的有意思的研究。这项大规模研究表明，为期 3 个月的强调注意觉知的正念减压治疗可以有效减轻压力感，但对压力造成的生理反应却无能为力。相对来说，为期 3 个月的专注于同情心、同理心和换位思考等的正念训练，既对压力的减轻产生了显著的效果，也能减少 1/3 的由于皮质醇分泌造成的压力反馈。此外，后者相较于前者，对压力的减轻效果提高了近 50%。研究表明，将多种类型的正念减压法结合起来，便可以最大限度地减少压力反馈。

任何正念训练都在一定程度上对人有所帮助。然而，那些根本没有接触过正念训练、能力低下的人才最受不了压力对心理造成的影响。大脑影像学研究还表明，正念减压训练对大脑构造也会产生影响，它能为大脑中负责社交和情感思维的部位提供更多的可塑性和灵活性。这也是通过改变人的行为使大脑发生良性变化的一个例子。

还有一些论证正念减压好处的研究表明，正念减压与运动相结合后，可能会变得特别有效。也就是说，正念训练不一定非得坐着进行，我们可以在日常活动中加以运用。

如何增强心理承受力

凯特似乎看到了希望。她发现，一些细小的变化就可能真正使她和同事们受益。她十分关心团队的成员，并且一直由衷地希望现状能有所改善，只不过不知道怎么做罢了。不过凯特心里还是在害怕一些事：要是高层领导对基层员工的期望越来越高、永无止境，那该如何是好？

斯图尔特结合以下几个科学研究，阐述了永无止境地提高标准为什么不可取。

认知疲劳

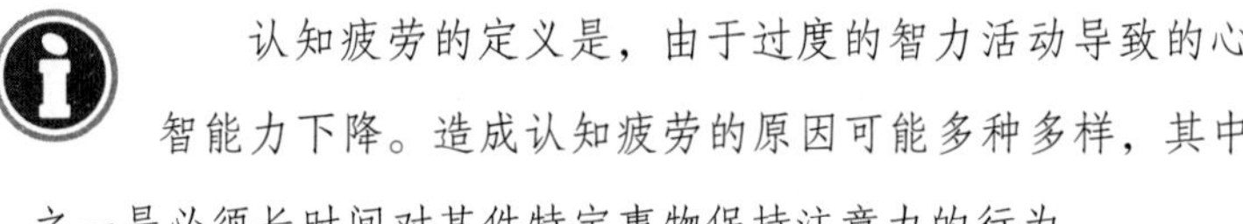

认知疲劳的定义是，由于过度的智力活动导致的心智能力下降。造成认知疲劳的原因可能多种多样，其中之一是必须长时间对某件特定事物保持注意力的行为。

另一个原因是晚上睡觉被打搅，大脑没能享受足够的夜间休息来为新的一天做好准备。高水平的压力和焦虑还会导致身心的双重疲劳。

伴随着疲劳，人还会产生不适感、迫不及待地想要休息、做事缺乏动力且工作表现退步。这些就好比是一种生理上的警告，敦促人尽快休息，以使神经内稳态恢复正常水平，从而使人从疲劳中恢复过来。

在认知疲劳的状态下，人的注意力也容易分散，最终导致人无法专注于工作上。在这样的状态下，人是无法积极参与到身边的环境中去的，甚至根本注意不到身边发生的事情。同时，将注意力分散在两件事上也会比较难，一心多用的能力不比平常。此外，人会变得难以过滤不需要的、具有干扰性的和不相关的信息，从而被大量的外界信息所压垮，导致思维受阻。

认知表现

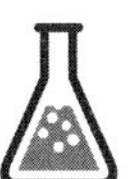

心理疲劳损害认知表现的确切机制仍未被人们完全了解，但我们还是能看到一点端倪的。当人处在精神疲劳状态下时，决定精神资源分配的执行控制系统会受到阻碍或损害。这会导致人的思维陷入混乱，使其无法将精神资源引导至完成工作所需的方面，也无法有效地让内心关注点在不同认知过程中进行切换。有人认为，这可能是由于持续的精神活动导致大脑内部发生了新陈代谢，这就像白天我们的大脑中有某种物质不断地积累，然后对晚间的睡眠需求提供了信号。该信号的发出即指明人需要休息了，同时它还抑制了大脑的神经功能，降低了工作效率。

但是，为什么有时我们在心理疲劳的状况下还能越战越勇呢？最近，一些科学家提出，人的大脑有两个有助于调节认知疲劳影响的系统——促进系统和抑制系统。前者能对人产生的心理疲劳进行补偿作用，使人不会总是遭受同样的折磨。相对而言，后者的作用则是对心理疲劳本身进行调节。因此，二者之间的平衡决定了一个人的表现受疲劳这一不利影响的程度。但是，这两个系统只能在短时间内发挥作用，如果长期激活促进系统会导致慢性疲劳，这可能会对人的身心健康造成不利影响。

换句话说，某些时候，我们只能通过休息来保持高效的思维状态。

很多公司表示，他们是愿意照顾好公司员工的身心健康的，这对公司的发展颇为关键。有的公司甚至认为员工的个人价值实现也和公司的利益息息相关。很多大公司都因为对员工的态度言行不一而渐渐没落。要是一家公司纯粹为创造利润而存在，那该公司就会发现很多与自己的期望相冲突的问题。公司里有很多事情都是通过正式的内部沟通渠道进行传递的，但如果领导能做出榜样，那自然更有说服力了。

心理耗竭：是结果还是过程

心理耗竭是心理疲劳的一种极端和长期的形式。一个人如果不断经受压力，最终就会进入这样的状态。它不仅会导致身心俱疲、损害心理功能，而且还会导致行为的改变。例如，人会变得易怒、沮丧和阴阳怪气。到最后，可能还会使人与人在情感上越来越疏远，对工作也感到麻木。心理耗竭的症状是严重的且持久的，它与抑郁症等疾病具有相似性。这使得科学家们开始争论，是否应该将心理耗竭视为一种心理健康障碍，而不仅仅是心理负担过重引起的症状。

心理耗竭尽管是心理疲劳的一种罕见的极端表现，但每天发生的时间并不长，我们可以通过保证大脑有充足的休息时间来解决这个问题。

还有一个重要的考量因素是情绪智力，即情商。不擅长表达情感常常被误认为是缺乏抗压能力。然而，抗压能力强的人确实通常情商较高。换一种角度来看，抗压能力等同于压抑人的情感。

从大脑的角度来看，情商是什么

情商的基本知识

一些人将情商视为“新型智商”。换句话说，就是对生活和工作至关重要的一项神经功能技能。大量证据表明，情商高的人更适应社交，情绪功能也更健全，前提是对情商的测量需要足够准确。因此，旨在提高情商的培训计划有着增强人际交往满意度、领导能力、职业成就和心理健康的作用。

但是，在对情商的广泛讨论中出现了很多不同的相关模型、理论和思想，形成了杂乱无章的知识格局，让人无所适从。情商到底属于人格特质、认知能力、情绪调节，还是以上这些的集合产物？如果从大脑的角度看待情商，实际上它又是怎样的？

情商的定义

从字面意义上来看，我们可以简单地将情商视为情绪和智力的结合。该定义出现在20世纪90年代，这是最早出现的对情商的定义。该定义指出，情商是“察觉自己和他人的感觉和情感并加以区别，进而利用这些信息指导自己的思想和行动的能力”。如果我们将该定义拆分开来看，情商就分为以下几个主要方面：识别和理解自己和他人情感的能力、有效调节自己和他人情感的能力以及适应自我情感产生的能力。神经科学研究在一定程度上将上述所有概念都涵盖了进去，以帮助我们更好地理解情商。

情商的跟踪调查

目前，有关情商的研究和应用存在一个问题：人们并不知道对情商的最佳测量方法，也不知道如何长时间地对其进行跟踪调查，因此无从断定情商是否有所提高。经常会有人争论，情商的判定是否还要使用对象的自我反馈作为衡量标准，这个问题至今悬而未决。也就是说，个人和公司在测量情商时可以用到非常多的指标，而且现有科学研究的结论并非一定准确。如果我们从神经科学的角度出发，就能绕开某些饱受争论的议题，也不必苦苦思索情商在大脑层面中的意义。

情感注意力

我们通常将注意力视为集中精神的一种能力，但它其实还包括对注意对象的选择能力。这项能力的存在有利有弊。举个例子，人要想有效地识别自己和他人的情绪状态，前提条件是我们要能有意识地注意到他们，而不能忽视他们。情绪注意力的产生不仅来自我们从旁人那里得到的感觉暗示，如他们的面部表情、肢体动作和声音，而且还需要我们注意到自己身体的内部状态，这为情绪识别提供了有用的信号。人们通常认为这些基本技能是可以在日常生活中自然而然地获得的，但实际上也可以通过刻意培养而获得。人们可以通过参加相关的培训来丰富自己对情感状态的知识储备，从而更好地识别自己和他人的情感。

同理心、换位思考和重新评估

情绪识别是情商的一个方面。调节和表达情绪也是情商的关键要素。调节他人情绪通常是由同理心主导的情感干预进行的，而自我情绪调节就需要个体养成良好的情绪习惯，如采用有效的重新评估策略、积极进行换位思考和抑制不良适应行为等。该过程甚至可以在潜意识内进行。所有的这些情绪习惯都有助于内在情绪波动的管理，而这种情绪波动有时会使人陷入不知所措的状态。同时，这些情绪习惯还能让人不失时宜地适当表达自己的情绪，尤其是在遇到困境的情况中。

总而言之，情商在大脑层面的表现让我们深入了解到大脑内部的工作原理，从而帮助我们利用基于神经科学的知识来开发与大脑工作方式全然吻合的有效策略和解决方案，而不是简单地在理论范围内操作。

然而，不同个体的大脑神经存在着多样性，并非所有人都具有高情商。但是，常与团队其他成员打交道的人员以及负责

管理的领导层人士，可能会因情商高而尝到甜头。如果这些人缺乏展现高情商的相关技能的话，那就要多注意了。若想打造出工作能力强且人际关系和谐的团队，需要更多的思考、信任和沟通。

外在表现和实际情况并非永远一致

凯特认为他们公司现有的企业文化已经挺不错了，但显然还没达到人人敢于公开讨论自己的情感、分享自己的工作体会的程度。她提到了一位最近刚因焦虑而得病的女同事，斯图尔特就这位同事的遭遇进一步了解了凯特的想法。

凯特说："本来大家都觉得这位女同事要比以前更老练了才对，肯定能从挑战和压力中很快恢复过来。后来我们才知道，她这阵子和正处在青春期的女儿的关系比较紧张，而且她母亲患有痴呆症。但一直以来，她似乎都是以一副精明干练的样子示人的。也许实际上，她不如我以为的那样坚强吧。"

培养抗压能力的休闲食品公司

一家国际休闲食品公司曾邀请"突触电位神经管理计划"团队对他们员工进行长期培训以增强他们的适应能力。之所以提到这家公司，是因为他们不像很多其他公司那样，妄图通过开展2个小时的研讨会就解决问题。他们认真地秉持以人为本的原则，而且深刻地意识到抗压能力的培养是一项经年日久的浩大工程。

这家公司在内部开设了一所令人赞叹的网络大学，来自世界各地的员工都可以在网络大学里访问众多经过精心设计的主题模块。在此基础上，他们还在网站内添加了一系列以神经科学为基础的练习和工具，通过利用这些工具，个人和团队能够培养适应和应对压力的能力。整所网络大学的接入点层出不穷、花样繁多，这对长期促进大脑的改变是一个必备条件。

很多公司都应该抛弃为期一天的培训能发挥很大作用的想法。抗压能力的培养需要经过深入研究和实践才能开花结果。

培养抗压能力的小贴士

- 制定每日需实践的内容。
- 花些时间与大自然亲密接触。
- 对事物多抱有求知欲。
- 多进行正念减压训练。
- 认真进行对日常压力的管理训练。

拥有抗压能力带来的好处

- 保障员工的身心健康。
- 提高员工的工作效率。
- 人员的工作参与度更高。
- 员工在爱情、友情和亲情等方面也能获益良多，而这些都会影响员工的工作表现。

第 11 章

当创新成为常态时，我们应该怎么办

婕茜组织了一次团队会议。她认为，公司未来的发展取决于各位员工的创造力和创新能力，即员工必须时刻想在前、做在前，提出解决旧问题的新方法。尽管婕茜心里清楚他们面临的问题和挑战以及他们需要什么样的解决方案，但她并不觉得自己具有“创造力”。她平时都是尊崇科学、按部就班地工作的，要想在这基础上变得有创造力又谈何容易？

婕西手下团队的同事们觉得她虽然号召大家要富有创造力，但都觉得她并没有充分了解客户碰到的问题，更拿不出什么新方法。大家通常会聚在一起，为推陈出新绞尽脑汁，却总是有心无力，最后得出的结论无非都是些老生常谈的内容。

情况分析

婕茜认为：

- 她需要有创造力和创新精神；
- 这两种能力对公司业务的发展至关重要；

- 她所带领的工作团队中，没人敢说自己有能力做出创新。

斯图尔特对婕茜解释道，创造也是分不同阶段的。大多数人认为，我们每个人都具备创新能力，而且我们需要有效地运用这种能力。这就需要我们对相关的神经网络和大脑的运作方式有所了解。

本章将指导你变得更具有创造力。现在，我们能明确任何人都具有提高创造力的可能性，难点在于基于此为大脑制造能够发挥创造潜力的机会。新墨西哥大学的神经外科教授雷克斯·荣格（Rex Jung）认为："每个人都富有创造力，区别只是程度有所不同罢了。人的创造力不仅体现在艺术上，还体现在人际关系、工作表现、烹饪技艺上，甚至在房间布置上都能有所体现。"

婕茜可不是三言两语就能被轻易说服的人。她立刻搬出了历史上著名的创造大师们：托马斯·爱迪生、华特·迪士尼、爱因斯坦、莫扎特、达·芬奇。她反问斯图尔特："你肯定不会说我和这些人一样有能耐吧？"斯图尔特并不是说婕茜一下子就能创作出大师级的乐曲或绘画作品，他认为我们大多数人之所以迟迟没有展现出创造力，是因为一直没去锻炼某些必需的技能。只要我们有心，我们迟早能获得这些技能。

什么是创造力和创新

对创造力我们可以有如下定义：能体现原创性的生产力。

创造的过程涉及决策、语言和记忆等心理过程。在这个过程中，我们可能需要暂时舍弃观察世界的惯常思维方式。

阶段一：创造分为不同阶段。其中，最为人所熟知的当数创意的迸发，通常这也是创造过程的第一阶段。在这一阶段中，人们若能将认知控制的水平降到最低，那就再好不过了。创意的内容和方式应尽量不受限制。例如，有的人喜欢荡秋千时或躺在地上时想主意，这都没什么问题。因为"前额叶功能低下"状态对创意的迸发颇有好处。当人处在这种认知控制水平较低的状态时，α 脑电波频率往往保持在 8 ~ 12 赫兹，这表示人达到了一种在清醒状态下的放松和注意力分散的境界。

阶段二：在这一阶段，我们要对几个已生成的备选项进行评估，通常需要靠多方对比来权衡各自的利弊。在这个过程中，需要用到前额皮层的认知过滤功能，该功能让人们得以批判性地对备选项进行理性评估，对不妥的选项及时加以制止。

请回想一下，你在和伙伴们商讨问题时，是否也曾遇到众人分别处于上述两种阶段之中的情况。处于阶段二的人在道出自己想法的时候，往往还会顺便把自己的考量全盘托出。

常见误区及解答

误：大脑中掌管创造力的部位位于脑半球的一侧或某一个区域。

正：发挥创造力需要整个大脑都参与进来。

误：有些人在思考问题时，只能进入阶段二。

正：这些人可能会认为自己只能锻炼与阶段二相关的神经网络。但其实，他们也拥有阶段一的能力，只不过要想唤醒它就需要多加操练。

创造力的核心组成部分

雷克斯·荣格这样鼓励人们：“一个人肚子里积累的存货越多、投入在开发技能的时间越长，即兴发挥就越容易。在专业领域有足够的积累是发挥创意的前提条件。因此，我们每个人首先要找到各自感兴趣的领域，不断积累该领域的专业知识，然后才有资本创造新的东西出来。”

1. 捕捉从自己大脑中一闪而过的很棒的想法抑或很糟的想法。

2. 向众人曝光这些想法。

3. 敢于挑战自己。

4. 留意自身所处的环境。

即兴发挥

斯图尔特对婕茜如何应付今天的这次面谈心里没底。他只知道婕茜下定决心要给自己的大脑重新洗牌，他告诫婕茜不可一味地沉浸在既有的舒适区中。然而，斯图尔特觉得这样做似乎有点过头了。

斯图尔特首先对婕茜解释了即兴发挥的好处和相关的科学

依据。他认为，要想提出创新思想并非易事，尤其是他人在一旁时更是难上加难。那就像是向众人兜售自己并接受他们的审视和批评一样。在压力的影响下，有些宝贵的想法可能会被打消，或者干脆被大家无视、避而不谈了。

不过，一个人的大脑一旦适应了这种处境，便能挥洒自如地即兴发挥了。爵士乐手便是个典型的例子，尤以爵士乐钢琴演奏者为甚。乐手在进行即兴演奏时，其大脑会发生特定的变化。这里的即兴演奏指的是现场演奏音乐。神经科学家查尔斯·林布（Charles Limb）平时玩得一手好爵士乐，他在这一领域进行了大量研究。

一个人在进行即兴演奏时，前额皮层的外侧部分暂时遭到抑制。该部分掌控着人的自我约束能力和自我意识，并能判断个体即将做出的行为的对错并加以控制。相对而言，内侧前额皮层（作为默认的神经网络）在此时的活跃度得到了加强。该神经网络是人进行自我表达和叙事的关键所在。因此，从本质上讲，人在进行即兴演奏时，大脑正转向一种可以放下任何来自外界的判断、自由表达自己的状态，这对人们进入创造力的阶段一再有利不过了！

其他一些研究表明，练习即兴演奏还能提高人的自我表达能力和交流能力。此外，还有助于促进自我实现以及与他人加深情感联结。

斯图尔特强烈建议婕茜去尝试玩乐器。乐器的种类多种多样，音乐的门类也是五花八门。人们既可以在家弹奏乐器，也可以去音乐俱乐部和同好们一起玩乐器。

认知的灵活性

认知的灵活性在我们完成生活中的很多事情时都是制胜法宝。基于此，最常见的认知灵活性的定义是调整行为以适应环境变化的能力，但这更多是从行为的角度出发的。这样的定义诚然有其重要意义，但我们还可以从神经视角来看待这一概念——认知灵活性服务于创造力，它涵盖了上调或下调认知控制系统的能力。

这样一种能够根据动态变化来改变观点的能力是非常有用的，它为创造性思维铺平了道路。该能力还适用于反事实推理，即利用想象力对过去的结果以及可能的替代性结果进行思考，借此对未来进行筹划。

斯特鲁普实验中的创造力

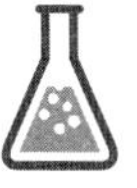

2010 年，时任美国北达科他州立大学研究员的达瑞·宰伯立娜（Daray Zabelina）和迈克尔·罗宾森（Michael Robinson）对一组学生进行了考察。首先，主试利用标准的书面测试对学生的创造力做了评估。然后，主试要求学生参与了斯特鲁普实验，这是一种检验优势反应对非优势反应的干扰程度的实验。该测试可体现被试过滤无关信息和关注重要细节的能力，这种能力是认知控制的一个重要组成部分。

测试内容是考察被试能否以较快的速度辨别出受到词义干

扰的文字颜色。例如，用红色墨水写的“红”字和用蓝色墨水写的“红”字。测试的结果非常耐人寻味：所有被试的表现都非常相似，无论他们在起初评估中得出的创造力是高还是低。但是，经测试被认为创造力较强的被试每次从匹配选项切换到不匹配选项时，表现都会变得更好。这种较强的认知灵活性就是一种产生新想法并将其付诸实践的能力。

心理锻炼

婕茜认定自己在经过多年的学习和工作后，自己的创造力已经大不如前。她希望斯图尔特多教她一些可以在家进行的练习。

某一物件的多种用途——随便取来一个物件，如一个碗，在 3 分钟内尽可能多地说出它的用途。

多种物件的多种用途——取 12 种不同的物件，在 15 分钟内为每一个物件想出 6 种不同的用途。

异常的描述——试着将一些司空见惯的物件以非同寻常的方式描述出来。例如，把蜡烛描述为蜡和灯芯，或进一步细化成棉线和圆柱形脂质。接着，再进一步挑战自己的描述极限，看自己是不是能进一步细化，说出来的东西能否自圆其说？

不同的顺序——以有别于往常的方式来做自己常做的事情。例如，做另一种风格的三明治、换一条路线去上班、换一种锻炼顺序。

解决问题的创造性方法

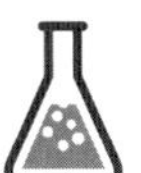

在下面这个实验中，一部分被试被要求进行上述的“多种物件的多种用途”挑战。然后再要求所有被试解决一些实际问题，如用火柴和大头钉将蜡烛竖直地固定在墙面上。结果表明，接受了“多种物件的多种用途”挑战的那些被试比没有接受挑战的被试解决了更多的问题。这是因为前者通过挑战，形成了积极地解决问题的心理暗示。

2012 年，马萨诸塞州阿默斯特大学的研究员托尼·麦卡弗里（Tony McCaffrey）对在校学生进行了“异常描述”训练，前后两次评估了所有学生解决问题的能力。在接受训练后，学生的能力提升了 67%！这其中的原因可能是这些学生变得更容易注意到问题的细节，这有助于他们解决问题。

同年，奈梅亨大学的西蒙妮·里特（Simone Ritter）及其同事在一个实验中让学生用黄油和巧克力制作经典荷兰风味的早餐三明治。主试要求半数学生按正常顺序制作，而另一半则按反常的步骤进行。接下来，被试都分别玩了 2 个小游戏：在 2 分钟内尽可能多地说出砖块的用途，然后在 2 分钟内多想一些制作声音的手段。实验结果是，按反常步骤制作三明治的那组学生产生了更多的不同想法，他们在认知灵活性上的表现更佳。

婕茜一直在寻找能够显著提升团队创造力的小技巧。斯图尔特提出的这些富有建设性的建议的确立竿见影。斯图尔特接

着娓娓道来其他一些技巧。有些看上去似乎有点疯狂、让人难以置信，但确实非常有效！

近和远

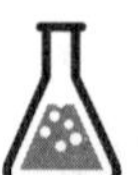

印第安纳大学的贾李乐（Lile Jia）团队对人们解决实际问题的方法进行了研究，他们以本校学生作为实验对象。主试告诉第一组被试“他们的表现将被报告给距之几万米远的另一所大学的研究员”；告诉第二组被试“他们的表现仅供自己大学的研究团队参考”；而对第三组被试则没有做特别的说明。第三组人没有关于研究数据针对谁的框架。研究结果颇耐人寻味：那些认为自己为其他大学的研究人员解决问题的被试所解决问题的数量是其他两组被试的两倍！

该研究得出结论：心理上的距离使人们得以更抽象地分析事物，这有助于他们寻找解决问题的方案。

斯图尔特与婕茜就该结论对她有何意义进行了讨论。婕茜随后想出了几种能够将该策略运用于团队解决问题的方法。此外，他们还探讨了该策略要如何才能持久地发挥作用——凡事往长远去看，今天做的事对一年后的自己而不是明天的自己有什么意义？抱着这样的心态做事，也有助于解决更多问题。

婕茜的团队似乎陷入了一种经典的误区：在大家各自进行充分的独立思考前就盲目地凑在一起“群策群力”。斯图尔特说道，最新研究表明，像午餐这样轻松的半结构化场景比旷日持久的正式会议更能激发出人的创造力。

唐宁茶的创新

“唐宁茶”是世界知名的茶商。该企业拥有令人艳羡的发展历史，他们对优质产品所倾注的心力令人印象深刻。因此，我欣喜于看到他们推出了一款新品凉茶。这款凉茶的茶袋专为冷水冲泡设计，特别适合在瓶中冲泡。虽然我平时不怎么喝茶，但我曾经和唐宁茶有过合作，所以才会对他们这样的一种全新创举感到好奇。唐宁茶在这次飞跃般的巨大创新中学到了什么？要知道，他们的这项创新很快就会被其他人复制过去。

唐宁茶曾想过组建一支专门的团队来及时跟踪调查竞争对手的动向。不过，类似这样的做法无不十分拖累业务的进展。他们希望在理想情况下，参与项目的人员能够从一而终，因为在创新中途，关键人员的离去会造成重大的损失。

唐宁茶的优势在于他们的一切行为总是着眼于客户需求。他们知道自己的工作就是要泡出最好喝的茶，但谁规定泡茶一定要用热水呢？于是，他们对精益求精的追求促使他们在创新上开动了脑筋。这样一种理想信仰自然是至关重要的，它引领着他们向新领域、新挑战不断奋进。在这种“改变游戏规则”精神的促使下，唐宁茶既不失本心，又敢于大胆尝试。

创造力迸发时的大脑

发散性思维是指一个人进行横向思考的能力。一些人的思维往往拘泥于某种定势，遵循着一种可以预测的路径；而有些人的思维则能跳脱出来，有着各种各样的可能性。后者在需要创造力的工作中表现得更好，他们的爱好也更具创造性。婕茜告诉斯图尔特，现在她没有时间可以用于兴趣爱好上，但她曾经挺喜欢中国书法的。

"物件的多种用途"测试

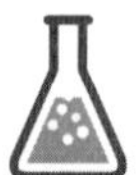

"物件的多种用途"测试是一个常见的测试，它要求被试说出物件的各种各样不同的用途。举个例子，袜子的用途有哪些？大多数人都会回答袜子有给脚保暖的功能，而极少会有人说袜子能用来过滤液体。

罗杰·E. 贝迪（Roger E Beaty）及其同事就"高度创造力"对一组被试进行了研究。研究人员希望通过实验确认创造力较高的人是否确实能在对创造力要求较高的测试中取得更好的成绩。实验结果显示，创造力神经网络较发达的人总体而言做得都不错，提出的想法都优于他人。那么，这些人的大脑的哪些部位组成了创造力神经网络呢？答案是，有三个特定的系统参与了进来，如下所示。

默认神经网络——当人没能专注于某个事物上时，该神经网络便会被激活。例如，当一个人处于胡思乱想、想象和神游状态下时，该神经网络就会被激活。它对想法的产生或问题的解决非常重要。

执行控制神经网络——它对集中精力和控制思想过程，以及评估想法颇为重要。

突显神经网络——它是在默认神经网络和执行神经网络之间切换的中间区域，对其他神经网络之间的过渡以及引起注意是非常重要的。

上述的几种神经网络通常不会同时处于活跃状态。这可能是因为创造力较强的人善于同时激活大脑中的多种神经网络。多项研究表明，背外侧前额叶皮层在人们运用创造力的过程中可能被激活，也有可能不被激活。安娜·路易莎·皮尼奥（Ana Luisa Pinho）及其团队在 2016 年提出了一种取决于外周环境的认知创新策略机制。可见，在进行创造活动的过程中，大脑可能使用了外向型抑或自省性神经回路。

听完这么多有用的信息，婕茜不由得赞叹道：“啊，原来如此！”于是，她急于了解自己该如何做才能同时激活多个不同的大脑神经网络。

认知抑制

2003 年，乔丹·彼得森（Jordan Peterson）和雪莱·卡森（Shelley Carson）发现，与缺乏创造力的人相比，富有创造力的人的身上更容易产生认知去抑制的现象。“认知抑制”指的是无法做到忽略与生存或与自己当前想要关注的事情无关的信息。通常，神经科学家会认为认知抑制有防止分心的作用。如果我们无法抑制对某些信息的认知，那么就会导致大量的信息轰炸我们的感官，早晚都会使我们抓狂。

研究表明，发散性思维更强的人，在性格上会更加开放。这些人在“创造性人格量表”和“创造性成就问卷”中有关潜伏抑制测试部分的得分也较低。彼得森和卡森认为，这种较低的认知去抑制水平意味着这些人的意识所接收的信息会更多，他们对这些信息进行再加工后便能产生更多的创意。

婕茜还在学校读书的时候，专注力一直非常强，是老师心目中的好学生。那这是不是说婕茜擅长认知抑制？斯图尔特回答说可能就是这样。但是，由于神经可塑性的存在，我们可以练习不对认知加以抑制。婕茜试着让她的思绪更加频繁地放空，然后观察会发生什么事情。

认知的去抑制也与人灵光乍现的体验密切相关。人们通常认为，灵光乍现就是创造力的迸发。但实际上，它不过是众多通往创新路径中的一条罢了。人的脑海中闪过创造性洞见的前提条件是其认知过滤系统处在足够放松的状态下。在这种状态下，人大脑中深层次的想法会渐渐浮出水面。

灵光乍现时刻

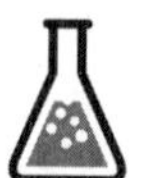

约翰·库尼奥斯（John Kounios）和马克·比曼（Mark Beeman）在灵光乍现方面的研究十分有名。在实验中，他们要求被试完成单词联想游戏，同时利用核磁共振成

像或脑电图描记器记录他们大脑工作的模式。被试还被要求在得出答案的时候说明这是灵光乍现的产物还是迭代试错的结果。研究人员通过实验发现，被试在发生灵光乍现现象的瞬间 α 脑电波活动产生的时间点优先于 γ 脑电波活动的爆发的时间点。从而得出结论：α 脑电波活动更强调内部注意力的集中，而随着问题的解决进入有意识感知层面，γ 脑电波活动就会爆发。

斯图尔特同婕茜探讨了灵光乍现的现象。对此，科学研究为人们带来了一些非常重要的解释——要想得出富有创造力的见解，通常需要我们分解心理表征以引入新的信息并建立新的、有意义的联系。

多个研究小组发现，与创造力较低的人相比，富有创造力的人在完成创造性任务期间，似乎其 α 脑电波活动会更加强烈。以前，这种现象被解释为注意力分散；而现在的解释是，大脑专注于大脑内部产生的刺激，而不是来自外部环境的信息。

婕茜对此感到非常兴奋，她认为肯定有增强 α 脑电波的简单方法。斯图尔特与婕茜分享他所知道的相关知识并鼓励婕茜进行研究。有一些研究表明，基于神经反馈和心率变异性反馈可以提高创造力，但至少有一项研究得出了相反的结论。该领域有待进行更多的双盲研究。总之，放松活动可能有助于增强 α 脑电波，这些活动包括冥想、深呼吸、热水澡、瑜伽或闭目养神等。

睡觉最光荣

睡眠的价值是巨大的，这是上帝赠予人类的礼物。人可以通过运用多种方式对自己进行心理暗示，以期在睡梦中也能收获洞见。下面是一则发生在数学界的鼓舞人心的故事。

甜蜜的睡梦

20 世纪 50 年代，唐·纽曼（Don Newman）时任麻省理工学院的讲师。当时，后来的诺贝尔奖得主约翰·纳什（John Nash）时任助教。纽曼对纳什提到了他一直试图解决的一个特殊的数学问题，并说他虽绞尽脑汁却仍未取得任何进展。

一天晚上，他梦到自己在苦苦思索如何解题的时候，纳什出现了。纽曼对纳什解释了问题的细节，并征求了他的建议。结果，纳什将难题的解法娓娓道来！而这一切全都发生在梦境中。纽曼醒后根据梦中得出的答案花了数周时间将其写成论文，并将其在期刊上发表了出来。

据报道，很多伟大的创意都是在梦境中出现的。相传，圣雄甘地是在梦境中得出对英国统治印度进行非暴力不合作抗议的结论的。德国化学家弗里德里希·奥古斯特·凯库勒（Friedrich August Kekulé）梦见一条由原子制成的蛇咬着尾巴（苯的结构是圆形的）后提出了苯的环状结构。

斯图尔特向婕茜解释说，梦境对需要创造力或形象化才能解决的问题确实很有帮助。研究人员认为，人在做梦时所处的生化状态也与清醒时不同。人在睡觉的时候，对大脑功能的生理要求是不同的，对想法的感受也是不同的，而且仍会专注于清醒时思考的相关问题。这样的一种生理现象对人可谓可遇而不可求——这意味着大脑能够从异于往常的角度进行思考和探索。人们甚至可以有意地在睡梦中对特定问题进行反刍。

睡觉和洞见的产生

2009 年，加利福尼亚大学圣地亚哥分校的心理学家们对快速眼动睡眠是否会影响问题解决进行了研究。被试接受了需要创造性解决问题的测试，然后主试给出了一些关于答案的提示。接着，主试让一部分被试保持清醒状态，让另一部分被试处于非快速眼动睡眠中，而让剩下的被试处于快速眼动睡眠状态下。然后，所有被试再次参加了测试。结果显示，经历了快速眼动睡眠的被试在解决问题的创造性上表现出了更长足的进步。

2009 年，哈佛大学研究员罗伯特·斯蒂克哥德（Robert Stickgold）团队也对快速眼动睡眠带来的效果进行了研究。实验中，被试被要求找出天气预报中隐含的一般规律。学生们在不断的试错中愈发熟练了起来。结果表明，那些在实验中被允许睡一会儿的被试找出隐含规律的可能性更高。实际上，快速眼动睡眠时间与表现进步程度和明确表达隐藏规律的能力直接相关。

其他一些研究表明，只有经历了快速眼动睡眠的人的表现才会有所进步。

鉴于此，斯图尔特建议婕茜在临睡前可以试着回忆工作生活中遇到的特定挑战。她在沉沉睡去之前，要以积极的态度正视这些挑战，而在第二天早上醒来后，需要花几分钟看自己是否还能从梦中想起来什么。

胡思乱想的用处

有时斯图尔特会觉得在学校读书的时候，不好好听课、天马行空地胡思乱想通常被认为是学习的大敌。而实际上，无论是处在哪个年龄段的人，都可以通过“胡思乱想”收获良多。人们在胡思乱想的过程中得以预演未来可能会发生的事情而不必有所顾虑，并从中汲取经验。当思维被允许处于一种自由的状态时，创造力就会被激发出来。我们知道，当我们的思绪从眼前的事务飘向过去和将来时，默认神经网络就会被激活。举一个有名的例子，爱因斯坦在胡思乱想时想象出自己置身于光波中的画面，这对于他建立狭义相对论起了很大的作用。

一些研究人员倡导人们多给自己留一些胡思乱想的时间。要想提升创造力，关键是要适当地“胡思乱想”，在天马行空的同时也要有足够的纪律性，从而使自己在有好想法的时候能及时察觉到。婕茜的工作生活有相当大的弹性，她也有权让团队的成员们在白天工作时小睡一会儿。然而，这种做法对很多人并不现实，我们还有一些其他方法可以尝试。例如，在参加创造性地解决问题的会议时，不必全程紧绷神经，中途可以让与会人员做一些能轻松完成的事情，例如，读些什么东西，或者完成一些复杂的任务，这比待在那里什么都不做要好得多。

玩乐

玩乐的时间到了

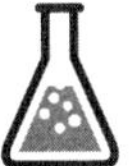

我们知道，给孩子提供足够的玩乐时间和空间是很重要的。这对孩子的社交、情感和认知能力的发展会产生积极的影响。比起有规则的游戏或结构化的活动，那种允许想象力百无禁忌、肆意嬉闹的过程才是真正意义上的玩耍。如果一个孩子没有这样的经历，就更有可能产生焦虑和社交不适应的现象。

那成年人又如何呢？研究表明，玩乐对成年人也很重要。科罗拉多大学博尔德分校的进化生物学家马克·贝克科夫（Marc Bekoff）认为，人们不应该终日忙于工作而不能自拔，还应适度地放松享乐。

精神病学家、加州卡梅尔谷地国家玩乐院的创始人斯图尔特·布朗（Stuart Brown）提出了 3 种将玩乐融入生活的方法：

1. 躯体玩乐——简单地活动身体，没有时长的要求或结果的要求；

2. 创造玩乐——随意进行手工制作，同样不一定要玩出什么花来；

3. 社交玩乐——进行无目的社交活动。

玛丽安·戴蒙德（Marian Diamond）女士终其一生参与了很多相关研究，她使人们了解到丰富环境所能带来的益处。

婕茜开始意识到，她多年来一直没能体验到真正的玩乐。以前她还经常抽时间去看望侄女，但这阵子她只顾着工作了。可能要是她能多花时间做些其他事，工作就会更顺利吧。斯图尔特进一步问婕茜还有什么兴趣爱好。婕茜回答说，她以前滑过冰，但当时主要是为了应付体育考试才练习的，现在没有精力再去滑冰了。也许，她根本没有必要这么严肃地看待这件事，每个月随意练习两次就能取得不错的效果。

乐高认真玩

很多公司都开始认识到"乐高认真玩"对团队的创造力培养起到的作用。在"乐高认真玩"的官方网站首页上，我们可以看到这样一句话："'乐高认真玩'是一种旨在增强员工创新能力和工作表现的寓教于乐的游戏。"研究表明，这种手脑并用的游戏式活动可使人对我们的世界及其可能性产生更深刻、更有意义的理解，加深人们进行思考的过程并对公司上下所有人的对话交流提供支持。

纽卡斯尔诺桑比亚大学教育学副教授肖恩·麦库斯克（Sean McCusker）称："我推广'乐高认真玩'已经有五年了，

我推广的国家有英国、中国、马来西亚和美国。我发现，各种各样的组织机构和个人都在靠‘乐高认真玩’培养创造力，包括小型企业、见习老师和从事国际研究的人员等。每一案例的参与者都在游戏过程中发生了类似的转变——从起初对游戏效果的怀疑到后来的玩得不亦乐乎。他们在游戏中建立的模型代表了他们拥有复杂抽象的思想。

案例中的参与者都纷纷对我说，通过玩游戏，他们得以表达平时都不会去主动表达的东西。现在，他们感觉自己能够更加清楚地理解他人看待世界的方法及其原因了。也就是说，‘乐高认真玩’有助于克服常规会议和讨论的某些弊端。”

斯图尔特解释道，新颖、有趣的经历有助于人体多巴胺的分泌，从而有助于注意力的集中、精神的转移，以及创造力、积极性和记忆力的提高。参与者通过玩乐高游戏或其他媒介得以感受到一种沉浸式体验，从而使大脑网络参与执行控制的可能性提高，有助于隔绝干扰。婕茜在考虑要如何使该现象带来的益处惠及她的团队成员。

先天的聪慧只是一方面，更重要的是后天的开发。

——英国伦敦大学学院　马克·托马斯（Mark Thomas）

提高创造力的小贴士

- 如果在工作中遇到困难，不如稍事休息，再做一些和工作全然无关的其他事情。

- 打破自己的常规做法——试着换一种方式完成常规事务，采纳他人的想法并加以改进，抛开现有的做法并积极寻找更好的方法。
- 小睡片刻或放空思绪。
- 自己一个人静静地待一会儿，酝酿创造力。
- 做一些平常不会做的事情——经历新的事情、培养新的爱好、品尝新的食物、去没去过的地方旅行。
- 试着和更多的人交谈，和他们讨论自己所从事的工作或面临的挑战。
- 保证有充足的快速眼动睡眠，尽情享受解决问题的过程。
- 要记得玩得开心，保持一种积极的精神状态。
- 在对自己的专长领域做到精熟过人的同时，也不忘探索其他领域。
- 从不同的角度认真审视各种事情。

掌握提高创造力方法的好处

- 对任何工作所能做出的贡献都会大大提高。

第 12 章

如何让自己的表现优于他人

本非常希望自己能做好工作。他很享受全力以赴的感觉，也想让别人知道他在工作上尽职尽责。尽管他不是那种爱标榜自己、不愿多向别人吹嘘自己取得成就的人，但他认识到，既然自己身在职场，还是要适当展示一下自己的成就才能不至于让自己的努力不为人知晓。他要想终有一天进入公司高层，就得想办法让高管们注意到他。

这周有几件事情他得想办法予以改进才行。周一的时候，他和几位公司高管开了一次会，由他经手的项目也是会议中需讨论的需要事项之一。开会前，他就已经对公司如何为客户提供更全面的服务有了很多想法，准备开会的时候在高管们面前好好表现一下。然而事与愿违，实际情况并非如他想象中的那样顺利。本在被高管提问时，感觉自己的大脑里好像一片空白，不由得担心自己的记忆力是不是出了问题。

当本被问及有关该项目的细节方面的问题时，他本来以为自己记熟的那些数字都无影无踪了。他怕这种表现会让别人觉得自己对项目根本不感兴趣或者态度不认真。意识到自己想不起来那些数字后，他手忙脚乱地立刻翻看笔记，但就是翻不到自己要的东西。

会议结束后，本叫住他团队里一位女同事，问她曾答应发给自己的那份材料怎么还没发来。女同事回答，本之前说过让他先写点东西，然后再发。但本却对自己当时所说的话毫无印象。这种事情也不是第一次发生了——别人有时说本明明早就答应了某件事情，但在本的记忆里却完全是另一回事。本和妻子丽贝卡之间也常常因为类似的事情而闹矛盾。

最后，本还想学会如何应对工作中瞬息万变的各种突发情况。几周前，他给一位高管发了邮件，内容有关公司参与当地慈善事业的事情。但对方却没有给出任何回复。这次会议上，他又见到了这位高管，他没有选择当面问他而是又发送了一封邮件给他，不曾想却换来了简短无礼的回复。本备感沮丧，受到了很沉重的打击。而这些高管表面上却一个劲儿地号召大家多多参与当地社区的活动，对外展现出自家公司的社会负责感。

情况分析

斯图尔特对本意欲改进的事情总结如下：

- 牢记会上可能会用到的信息，不要临场头脑一片空白；
- 能快速检索到需要的数字；
- 理解不同的人记忆能力为何有差异；
- 学会和不容易相处的人合作。

本章将指导你通过高效利用心智能力向同事展现出能干的一面。额外的好处是这能助你在团队中发挥最大作用，取得更理想的成果。

洞察力的作用

本对自己的期望甚高，这有时就意味着他会给自己施加很大的压力。当人处在较大的压力下时，其表现会通过很多方式受到影响。斯图尔特准备消除本对自己的记忆是不是有问题的担忧，并借此机会探索当本陷入其他不利情况下时可以帮到他的方法。

当人希望想出针对某事的好主意或深刻见地时，就等于要求大脑具备“洞察力”。任职于西北大学认知神经科学的教授马克·荣格–比曼（Mark Jung-Beeman）用了超过 15 年的时间研究了大脑是如何产生洞察力的。他将洞察力描述为“人类思维的定义特征之一”。人在涌现出洞察力时会有一种灵光乍现的感觉，就像当年阿基米德发现浮力原理，从浴池里蹦出来大喊：“我知道啦！我知道啦！”一样。这是一种初见晨光熹微、刚刚触碰到真相一隅的实现感。之所以会有这样的体验，是因为人此时正处于一种全情投入地解决问题的状态之中，而所有问题的解决都要依赖大脑里各个相关的神经网络。此时，某些神经和认知过程会和先前无法理解的事情产生联系，使人豁然开朗。

洞察力的神经科学

比曼所进行研究说明，大脑在涌现出洞察力之前会先有一些其他事情发生。通常情况下，人们为捕捉灵感，往往会先让自己尽可能平静下来。此时，大脑右枕叶上方处理视觉信息的部位的 α 脑电波活动会增加。洞察力涌现完毕后，α 脑电波的活动就会消失。

该理论指出，人们会在无意识中识别出洞察力即将涌现的情况，所以才会想着去隔断视觉上的干扰，让大脑沉静下来投入思考之中。

引发洞察力的方法

- 为自己营造沉静的身心状态。在开会时，这指的是善于隔绝外界的一切干扰。你可以请求别人给自己几分钟时间进入状态，但要让别人知道这样做的意义。
- 神游。就是让思维放飞一会儿，遵循本心。这个过程将帮助你想起有助于引发洞察力的事物。

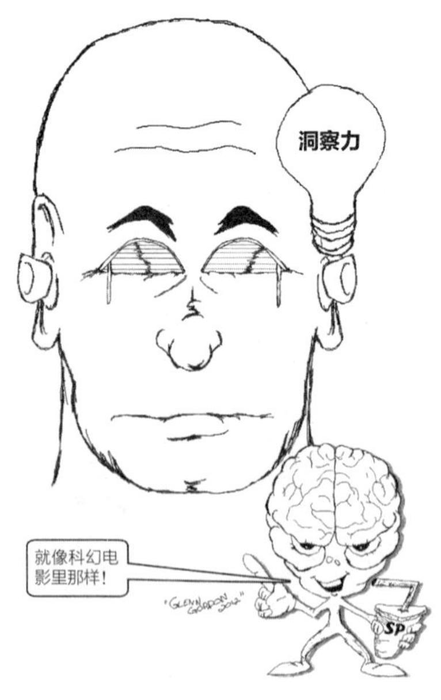

- 保持愉快的心情，但不宜狂喜。理想状态是一种能感受到一定幸福感、怀有一些求知欲、胸怀开阔和身心放松的感觉，毫无焦虑感。
- 洞察力的涌现可遇而不可求，不可太贪心。尝试的次数越多，就越有可能一遍又一遍地产生相同的想法，反而使自己陷入困境。

遗忘的原因

本问斯图尔特道，为什么包括他在内的很多人总是会忘记一些事情。具体原因其实颇为复杂，其中一部分原因如下：

- 大脑希望我们忘记一些事情，那就顺其自然吧；
- 这些事情还没有转存至长期记忆中；
- 这些事情回忆起来比较困难；
- 皮质醇水平过高；
- 分神也可能会影响回忆的追溯；
- 如果这些事情不是经常用到的，回忆起来就会难得多。

如果对你来说，记不住事情的现象已十分严重，那么可以试着分析总结自己总是记不住哪类事情，然后再制定一个帮助自己进行有效记忆的方案。如果你不知道自己到底是因为什么原因导致记忆发生问题，就很难从本质上解决这一问题。

改善记忆

接下来，我将介绍一些公认的有助于增强记忆力的做法，助你保持最佳记忆水平。

有氧运动对记忆的好处

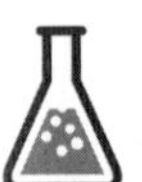

日本福祉大学的研究人员曾针对慢跑是否有助于心智能力的提高进行过一次实验。主试要求一部分身体健康的被试作为试验组人员，在12周的时间内，每周做3次慢跑运动，每次持续时间为30分钟；对照组人员则保持久坐的生活方式。所有人在这3个月的时间内都做了3次心智能力测试。第3次测试的结果显示，实验组得分比对照组高出近30%。此外，还有其他几项研究也表明，定期进行有氧运动可增强记忆力的事实。综上所述，坚持锻炼、保持健康确实是大有好处的！

以下建议对想要充分调动自己记忆力的人能起到很好的效果：

- 睡眠要充足——睡眠不足会影响回想事情和记住事情的能力，例如，如果你在学习的时候还要忙着照顾刚出生的婴儿，这种情况就很棘手了；
- 多和朋友见面——进行适度的社交、交三两亲密的朋友有助于保持良好的记忆；
- 笑口常开；

- 妥善应对压力——如果你经常处于压力状态之下，请认真审视自己的生活和思想是否出现了什么问题；
- 多食用富含抗氧化成分和 ω-3（一种多元不饱和脂肪酸，多见于海产品中）的健康食品。

真实和虚幻

我们可以说，大多数人都对自己的记忆深信不疑，都倾向于把记忆中的事情当作真实发生过的事。不过，一旦碰到两个人对同一件事情的记忆不同的时候，可能就有问题了。本就常常遇到类似的情况。在家里的时候，他和妻子丽贝卡常就一度说好了的事情甚至是当初说过的话有分歧；在工作中，别的同事有时也会反应，他们之前已经告诉过本一些事情了，可本却怎么也想不起来。本有时会发觉同事似乎对自己别有期待，但心里根本弄不明白其中的前因后果。

伪记忆是如何产生的

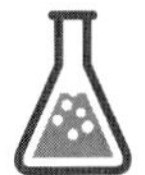

伊丽莎白 · F. 洛夫托斯（Elizabeth F Loftus）针对伪记忆的产生进行过许多实验。她在加利福尼亚大学尔湾分校兼任心理学教授和法学兼职教授。在其中一项实验中，主试让被试观看在一处设有停车标志的十字路口模拟出来的车祸。看完后，主试告诉其中一半人说那个标志是让路标志；而对另一半人则什么都没说。事后主试问前一半被试当时看到了什么交通标志，大多数人都回忆说是让路标志；另外一半被试则大多都准确地说是停车标志。

伪记忆

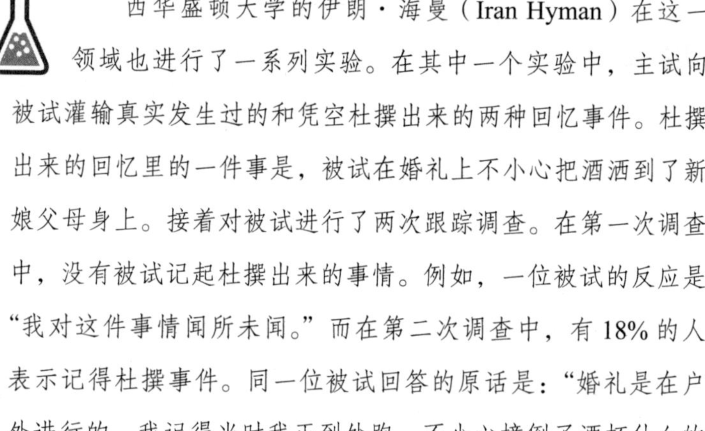

西华盛顿大学的伊朗·海曼（Iran Hyman）在这一领域也进行了一系列实验。在其中一个实验中，主试向被试灌输真实发生过的和凭空杜撰出来的两种回忆事件。杜撰出来的回忆里的一件事是，被试在婚礼上不小心把酒洒到了新娘父母身上。接着对被试进行了两次跟踪调查。在第一次调查中，没有被试记起杜撰出来的事情。例如，一位被试的反应是“我对这件事情闻所未闻。”而在第二次调查中，有 18% 的人表示记得杜撰事件。同一位被试回答的原话是：“婚礼是在户外进行的，我记得当时我正到处跑，不小心撞倒了酒杯什么的从而把现场搞得一片狼藉，被我殃及的人朝我大呼小叫也是人之常情。”

这些实验揭示了一条重磅观点——人似乎会对没有发生过的事情信以为真并将其融入记忆中！而这却和大多数人处事的方法相悖。人们在被问到能不能确定自己说的事情是真实发生过的时，可能就会觉得对方认为自己在说谎。然而，事实却并非如此。如果每个人都能意识到自己记忆中的事情可能不一定是真实的，人与人之间就不会常因无意之失而发生误会了。

本准备在下次组会上分享一些上述研究，希望和自己打交道最多的这群伙伴们能知道，一些误会的开端可能就是因为记忆里出现了一些偏差。他愿大家对其他人能更有耐心，彼此之间更加宽容。

想象的作用

洛夫托斯和她的同事希望通过实验能证明人的想象会不会促进他们对某件事情更加深信不疑。其中一个实验分三个阶段进行。在第一阶段，被试被要求对一系列事件按“绝对未发生”到“绝对发生过”的程度打分。

两周后，被试被要求想象某件事情曾发生过。举个例子：被试放学后在家里玩，突然听到外面有奇怪的声音就想跑出去查看，结果不小心被绊倒，弄碎了玻璃窗。这便是实验的第二阶段——想象阶段，只有一半被试参与了该阶段。被试被问及诸如“你被什么东西绊倒了”“你感觉怎么样”之类的问题。最后到了实验的第三阶段，参与了第二阶段的被试中，有 24% 表示自己想象中的事件的确发生过；而没有参加第二阶段的被试中，只有 12% 是这样想的。

曾有实验进一步对记忆凭空产生的现象做了研究，我们得以从这些研究中学到很多非常有价值的东西。现在我们既然已经清楚伪记忆是真实存在的，我们就要更加清醒地意识到自己可能会把开会时发生的事情记得面目全非。如果本觉得丽贝卡对过去事情的描述与自己记忆中的不符，那也并不一定是她在故意瞎说、歪曲事实，可能仅仅是因为他俩对事情的记忆有所不同罢了。

真正的进步和被歪曲了的出发点

达勒姆大学的迈克尔·康威（Michael Conway）研究了学生的记忆。被试则认为自己接受的是有关“学习技能”的课程，意在提高自己的学习能力和记忆力。他将这些学生的期末考试成绩和未参加实验的学生进行比较后，却发现前者的成绩反而更差。你可能觉得一定是实验课程教得太差劲了，而学生却都说课程挺有帮助的。所以，这究竟是怎么一回事呢？

学生在上实验课程前，都被要求对当前各自的学习能力做了自评，然后在课程结束后也做了自评。在被问到起初是怎么评价自己的时，他们都给出了比实际情况低很多的评价。这可能是因为，他们都觉得自己在接受课程后，学习水平一定会进步，所以才故意降低了起初对自己的评价，这样才能突显自己所取得的进步。

在生活中，很多时候都会发生这样的现象。以减肥人士为例。如果一个人判断自己有没有瘦下来的唯一标准是衣服的松紧度，那么他在减肥前很有可能会觉得衣服比实际更紧绷。在职场上很多事情也不外如是，因此我们一定要谨防歪曲、夸大出发点的现象发生。如果在会上有些事情没能交代得清清楚楚、明明白白，那么很有可能大家就会根据各自的理解各行其是了。

情景记忆与语义记忆

记忆分为两种主要的类型。其中一种叫作“陈述性记忆”，这种记忆又分为两种类型——情景记忆和语义记忆。情景记忆与特定事件，以及与当事人的情感有关。语义记忆则是和情景、情感不相关的相对客观的记忆。

安东尼奥·达马西奥（Antonio Damasio）对人类情感的研究颇有建树，有着自己的一套关于情景记忆检索的理论。他认为，人们可以把自己的记忆当作大脑中的一个个小包裹。这些记忆信息会在靠近记录初始事件神经元的位置附近的某个“交汇地带”聚到一起。这一理论认为，海马体就好比电话交换处一样，是一切信息的中心点，任何不需要的干扰都会被过滤出去。

这个理论对本意义非凡，因为本总是不切实际地想着自己该如何记忆大量的语义信息，就是在不联系经历或情感的情况下记住很多事情。如果他在去开会前只是读过项目的相关数据，他就很难将会议内容一一记下来。反观工作中同事们互相开玩笑的情景记忆却很容易被人们记住。

他可以尝试用一些不同方法来帮助自己记忆，以后回忆起来的时候会更有效且更轻松。首先，他可以简要地列出自己要在会上记住的事情，然后将每件事都和自己非常熟悉的事物关联起来。具体例子如下所示。

- 公司 5 月份利润为 310 万英镑 = 本是 5 月 31 日向妻子求婚的。一想起向妻子求婚的事情，数字就会映入脑海。
- 到 10 月前要节省 59 万英镑开支 = 本花了 5.94 英镑买了个万圣节炼金锅。
- 本目前年薪为 163 万英镑 = 他母亲是 63 年生人。可以这么记：想象母亲额头上有个数字“1”，肚子上有个数字“63”。

把枯燥的数字和熟悉的事物联系起来，就能让大脑更容易记住这些数字。

大脑不同部位的不同作用

游泳的小鼠

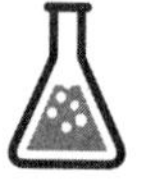

曾有一个小鼠实验证明了海马体在记忆系统中的重要地位。小鼠是具备游泳能力的，只不过不太喜欢游罢了，一入水它们往往就会想尽办法快点出水。把小鼠放进盛着水的水箱，水箱一端安着高于水面的平台，我们会发现它们都拼命游向平台。当老鼠知道了平台的位置后，研究者把平台降到稍微被水浸没却让小鼠看不到的位置。这时，小鼠只能凭借记忆登上平台，逃离水面。研究者发现，海马体受损的小鼠很难办到这件事。

海马体图谱

伦敦大学学院的研究员约翰·奥基夫（John O'Keefe）在 20 世纪 70 年代进行的一项研究首次向学界展示了海马体的工作原理。在 1978 年，奥基夫和同事林恩·纳德尔（Lynn Nadel）共同提出这样一个观点：海马体构成了一种独立于其他一切感官信息的外部世界空间表征。它的作用之一便是创造出一种不同记忆之间互相联系起来的环境。

工作记忆

在第 10 章中，凯特感受到了工作记忆中存在的局限性。本发现自己也碰到了类似的问题。斯图尔特也告诉他，他的情况和凯特是一样的，并问他有没有什么办法让他以更好的姿态去开会。本仔细想了想说自己最好手上能有一张表格，上面有开会时可能要用到的全部数据，这样一定会对自己大有裨益。然后，最好还能准备一份支持性文件，省得他在会上遇到问题就得东翻西找、狼狈不堪。在那些极其重要的会议上，他完全可以对将事实、数字和自己熟悉的事物相关联的技巧多加运用，因为大多数时候，他没必要把这些条条框框的东西都记在大脑里。

我们要知道在开会的时候，工作记忆作为一种短期记忆，最好是用来处理临时事件。硬是想把事实、数字都记下来不仅难度太大，而且对大脑资源也是一种浪费。

情绪和记忆

情绪和记忆二者之间往往是一种并存的关系。情绪对记忆形成中的编码阶段和巩固阶段会产生影响，这体现在人在记得最牢的事情中的情绪体验都非常深刻。所以，一个人如果想牢记某件事情，可以试着对其注入某种情绪体验，一定事半功倍。

在和他人合作的时候，为帮助他们记住某件事情，也可以试着创造一种共同的情绪体验，这还能加固伙伴之间的联系。不过，不良的情绪体验也有类似的作用，不小心就会起反作用。

无意识中的记忆

斯图尔特知道，让本现在觉得头疼的一件事情是，他觉得与他共事的伙伴大多都很难知道心里在想些什么。本认为他们行为举止不合逻辑、不可理喻，自己很难与之合作下去。其实，如果他可以放低姿态好好工作，这根本就不算什么大问题，并且他的产出能力反而会提高。他的问题的根源是，他在与人打交道时十分耗费精力、消磨耐性。

觉得他人不可理喻也算是很多人司空见惯的想法了，不过斯图亚特却并不认同。大多数人都觉得，他人的表现应该与自己的认知和行为相符。然而，他们不知道的是，他们掌握的信息只是表面的一小部分而已，无意识层面尚有约 80% 的信息是很难掌握的。所以，仅仅根据自己手上那一点信息就判断他人的言行不合逻辑、不可理喻，未免有失偏颇。

在和他人接触的过程中，对方可能正在经历着各种各样的情况。举几个例子：

- 他们当时所处的情绪状态可能不适合和你对话；
- 他们可能正在走神，也可能前额皮层处于过度疲劳状态，或者没有足够的多巴胺让自己集中注意力；
- 他们可能之前受到了某种心理暗示，就是不按套路回应你。

心理暗示

在第 8 章中，婕茜学习了“神经科学家最为重大的不传之秘”——心理暗示。心理暗示会激活某些神经回路，促使人以某种特定的方式做出反应。它是隐式记忆的一种形式，在不知不觉中帮助了人们更有效地处理一些事情，是一种潜意识预备形式。如能运用好心理暗示，它便能起到丰富生活、提高工作效率的作用。对自己进行心理暗示的例子如下所示。

- 在重要会议上穿一套特别的西装。你曾经穿着这件西装在某次重要会议中大放异彩，当你再穿上这一套西装之后，自然而然地就会回想起当时的状态。
- 多和同事谈论某位受人尊敬的榜样人物。这样，你的价值观、态度和信念会自然而然地和榜样人物趋于一致，你的行为举止也会向榜样看齐。
- 和妻子一同回家时，看一眼你们最爱的度假纪念照。你们就会自然而然地放松下来，而且拥有满心的温存和爱意。

不过另一方面，对很多不了解心理暗示作用的人来说，这可能还会使某些问题复杂化。具体例子如下所示。

- 表现：觉得领导们对自己比较刻薄，总是持否定态度。心理暗示：大老板刚刚发了一封电子邮件给他们，要求他们对团队成员要更加严肃、有原则。
- 表现：满心希望某人能来参加慈善活动，却害怕被对方拒绝。心理暗示：此人这周一心扑在一份重要的报告上，不能被其他事情干扰。
- 表现：面对一宗颇具吸引力的重大项目踌躇不前。心理暗示：刚听到领导在说自己更适合做幕后工作，自己不在提拔成负责人的范畴内。

要想消除心理暗示带来的负面影响，可以再进行一次其他的心理暗示，以期将之前的抵消掉。针对上面的例子，可以试试如下这些做法。

- 下次再碰到需要领导给自己提供帮助的时候，不如直接当面说清楚。可以预先想好两个问题，估计他们花四分钟时间就能完成回答。
- 给对方留一周的时间缓冲，让对方看情况抽一天时间前来参加。给对方发送一封电子邮件，详细罗列已经讨论好了的慈善活动的相关事宜。另外，再说明一下该慈善活动所具有的意义，并表态自己对此全权负责。

- 碰到最后那种情况，就比较无能为力了，因为自己肯定揣摩不出领导的心思。

记忆的小贴士

- 在要记住某件事情前，先想好要采取哪种记忆方式——是要在脱稿状态下彻底牢记信息，还是可以有策略性地靠提示回忆起一些信息?
- 弄清楚要在何时、通过何种方法回忆起这件事情。
- 做好别人和自己的记忆产生分歧的准备。如果碰到比较重要的事情，一开始大家就以书面形式确认好。
- 要明白人们并不总是能意识到很多事情会下意识地对自身的记忆产生影响。

了解记忆原理所能带来的好处

- 能有效地利用心智能力，做出明智的选择。
- 能轻松愉快地与各种各样的人合作。
- 有助于自己的团队将精力都用在关键之处，争取取得最优的成果。

Make Your Brain Work

第三部分

掌控工作和事业

要想在自己的人生中过得尽可能愉悦舒心，第三个关键点取决于你就职的公司。在掌握了提高工作效率、有效性和生产力的方法，并了解了与同事、客户最好的合作方式后，是时候好好审视一下公司本身了。公司不仅会对我们施加影响，我们也会对公司产生反作用力。

公司应该能让人们愉快地工作，由此人们对工作生活感到不快的情况慢慢地就不复存在了。每个人对公司的期望都在日益升级，只有关注员工的想法并愿意做出回应的公司才能生存下去。

能够充分调动员工能力、拥有远见卓识的公司都无一例外地完全理解员工和客户的需求，值得所有人学习。它们大都具有创业精神，而这样的精神并不是运营公司所必需的。但多数优秀的实践案例恰恰都和神经科学展示给我们的那些影响成功的条件相吻合。

所有的公司都有顺应时代、与时俱进的能力。纵观历史，我们可以看到许许多多“老派”大公司都逐步引进了全新的工作方式，并因此获得了更大的成功。神经科学的相关理论证明了这些改变的可能性，启发了我们顺畅过渡的方法。

第 13 章
以开放的胸怀领导他人

凯特正在考虑辞职的事。虽然她一直觉得领导是要好好尊重的，但她意识到自己根本做不到。在很长一段时间里，这种情况一直在愈演愈烈，她甚至弄不明白其中具体的原因，只是一直对公司有种失望感。

在最近一次和上级苏的会面中，凯特开始觉得内心非常不安，却又找不出确切的原因。那天，苏一直在和她谈论如何在今年年底取得预期成功，在此基础上以期来年进一步将公司发展壮大。而凯特的注意力情不自禁地游离了起来，并没有太把苏的话当回事。

苏讲起话来总是能滔滔不绝，但凯特却表示自己根本听不懂她想要干什么。凯特曾经以为自己懂，觉得苏是愿意让自己放手做事的，但事实证明并非如此。

让凯特感到不自在的来源不仅是自己的直属上级领导苏。她觉得公司领导层总体而言已经和自己理想中的样子越行越远，未来的日子也没有什么盼头。工作团队似乎也不像过去那样有冲劲了，同事们似乎也不太有上进心。她觉得高层领导对公司的投入还不及自己，这使她产生了被忽视、被埋没的想法。

上层领导常称做出了某个决定或者将事情朝某个方向推进，但最后根本就没有落实下去。凯特也理解时局瞬息万变、计划不如变化快的道理，但她希望领导们能更有效地和员工做好沟通工作。

本章将教你利用大脑来更有效地与上下级做好沟通，使公司整体取得更大的成功。这样一来，公司全员都能摆正自己的位置，更有能力应对变化。

现在的领导方式

时至今日，领导者有必要了解大脑运作的原理。领导力与人息息相关。在过去的 20 年里，我们对人们的工作方法已经有了更深入的了解，如果我们不对此加以重视和利用，那无异于自毁长城。老一派的领导力发展的工作很多都是通过经验尝试进行的。现在，大量现成的研究成果已然排除了过去很多失败的方法。

领导和管理

这两个概念其实是互相独立的，却经常通用。1989 年，史蒂芬·M.R. 科维（Stephen M.R.Covey）在自己的著作中这样引用彼得·德鲁克（Peter Drucker）和沃伦·本尼斯（Warren Bennis）的话："管理的作用是决定做事的方法；

领导的作用是决定做什么事……好的管理有助于取得成功；而优秀的领导则决定了迈向成功的方向是否正确。”

因素联合环

斯图尔特向凯特介绍了一种展现综合神经领导学的模型——“因素联合环”。该模型融入了神经科学理论，涵盖了领导者要想和他人成为最佳合作伙伴时所需要了解的基本知识。它分为三个组成部分，斯图尔特和凯特着重探讨的是对凯特影响最大的第二部分。

该模型第二部分的七个要素的英文名均以字母“C”开头且都和以下因素有关：

- 你本人；
- 你的客户和同事；
- 你所任职的公司。

这七个要素分别是信心（Confidence）、确定性（Certainty）、文化（Culture）、奖励行为（Celebration）、控制感（Control）、人际关系（Connection）和贡献（Contribution）。这些要素在神经领导力模型中都是不可或缺的，有大量研究证明它们对成功至关重要，都有着坚实的神经科学基础支撑。不过，上述每一条要素对不同个体发挥着不同作用，所以斯图尔特准备利用这次约谈对凯特做详细介绍，同时也实时了解凯特的想法。

信心

信心在多个维度上都至关重要：

- 领导者对自身必须要有信心；
- 同事和客户需要对领导者有信心；
- 每位员工都必须对公司充满信心。

那么，所谓的信心到底是什么？通常我们把信心视为对某件事物抱有确定性的一种状态。一个人会通过很多方式将这种发自内心的确定性表现出来。很多有关个人发展的项目都会教学员提升信心的方法。不过，这其中有一个问题：很多人内心明明没什么确定性，却要表现出自己有信心的样子。这样做其实不是什么好事，只有真正拥有信心才能起到有效作用。如果力有不逮，那就干脆诚实点表现出信心不足的样子就好。

威胁响应

因素联合环中的好几个要素会根据其满足程度的不同引发威胁响应或奖励刺激。这样的反馈非常重要，因为它们直接影响到员工的工作效率和生产力。如果员工对领导者失去了信心，这可能就会直接影响他们的生产力，最终对公司造成损失。所以在工作中，领导要表现得充满自信、以身作则才行。

威胁响应在神经科学中的释义

人们产生威胁响应时，会在体内触发一系列其他反应。这个过程会消耗额外的氧气和葡萄糖，并蚕食工作

记忆的有限容量。我们迸发出创造性灵感、进行分析思考、解决问题，甚至短期内记忆一些事情时都得靠工作记忆来进行。不过，我们一旦产生威胁响应，这些事情就全都免谈。

威胁响应也会对杏仁核、前扣带皮层和额叶产生影响。此外，威胁响应还会导致皮质醇的分泌、免疫力下降、影响学习能力和记忆力。总之，威胁响应对工作效率、有效性和生产力的破坏程度不可估量。

人的大脑无从辨别威胁的真实性。如果一个人走在乡间小路上的时候，看到附近有个像蛇一样的东西，出于安全起见，其大脑的边缘系统做出的第一反应是把它当作真实的蛇，以确保自己的安全。如果个体最后发现是自己看错了，其大脑才会让其从威胁响应造成的影响中得以平复。在工作中遇到的事情往往要复杂得多，我们的大脑很难确定某件事到底属不属于真正的威胁，所以我们的第一反应就是将其视为威胁，以保证自身的绝对安全。

在一个人感受到威胁时，下丘脑 - 垂体 - 肾上腺轴（HPA 轴）就会开始工作。该系统中的三个不同部位会相互作用。HPA 轴掌控着皮质醇的产生和分泌，作为一种应激激素，皮质醇使人的血压升高、心率加快，呼吸频率的提高促进了肺部对氧气的吸收，血流量急剧增加。人处在这样的状态下更能够应对紧急事态。

HPA 轴在被激活后也会导致更多神经递质的生成。神经递质作为一种“化学讯号物”激活了杏仁核，引发了大脑的情绪反应。此外，神经递质还会对海马体产生作用，导致这种情感经历被存储在长期记忆之中。最后，神经递质还会抑制额叶的活动，致使人的短期记忆、注意力、耐受力和理性思维都被大幅削弱。在这种状态下，个体很难再从容地与他人进行社交互动或开展认知行为的活动。

人的地位是怎么回事

各大公司都有一个常见问题：员工对地位的重要性认识不清。人们对自己认识到的地位所做出的反应十分固化。举个例子，如果人们觉得眼前的这个人比自己更强大、重要、美丽、聪明等，那产生低程度的威胁响应就实属正常；而在人们刚完成了一件可以提高自己地位的事情，或者只是自己觉得能提高地位的事情后，就会体验到奖励反馈。例如，在开会的时候出了一次风头或者拿下了一笔新订单之类的。

在和他人共事的过程中，若想和对方一同获得最大的成效，就得尽量减少他们对自己造成的威胁响应。斯图尔特推荐凯特通过“地位平衡”这一做法来帮助他人提高生产力。所谓“地位平衡”，就是要降低自己的姿态或者抬高对方的地位。例如，凯特可以通过多赞许同事来让他们体验到一些奖励刺激。这样，他们体内的多巴胺、血清素和睾丸激素水平就会上升，皮质醇水平则会下降。

一些公司的文化非常注重等级制度，这让大多数员工在大多数时候都感觉自己地位低下。在那样竞争激烈的环境中，只有表现最好的 10% 能出人头地，而其余所有人都成了陪客。这样的情况也不容乐观。

镜像神经元

大多数人都认同做人要表里如一的重要性。但谈及信心时，有许多人的想法都是假装自信，直到成功。这就是说，在我们取得真正的自信前，不妨试着假装有自信，这可能对自信的提高颇有助益。这是因为，自信的一部分源于自身的态度——如果一个人能做到行得正、站得直、声如洪钟、面色自若，那就能更有底气地觉得自己是自信的。然而，这样的想法可能有一些弊端。

如果一个人表里不一，那么别人可能就会不自觉地，甚至有意识地注意到这一点。只是这样被别人不自觉地发现自己表里不一，就足以使自己产生威胁响应了，我们需要重视这一点。如果不想让别人对自己有想法，最好就表现得诚实一点。

苏不觉得公司在今年年底前能实现预定工作目标。若果真如此，来年所有的计划必将被打乱。当她在员工面前公然谈论此事时，她觉得自己得表现出积极向上的样子才行。因为她认为，员工只有在相信一切安好的情况下才能更努力地工作。然而，问题来了：员工们都在不知不觉中逐渐地发现苏的表现有些反常，这使他们更加难以相信自己的上司了。

对公司的信心

我们不一定只会对某个人怀有信心、失去信心。如果客户对合作公司的所作所为和品行丧失了信心，就会对该公司产生巨大的影响，他们对该公司产生威胁响应后就不太会再选择继续合作下去了。

"第六感觉"休闲品牌

牛津大学高才生索努·什达萨尼（Sonu Shivdasani）和瑞典名模伊娃·马姆斯特拉姆（Eva Malmstrom）夫妇是"第六感觉"（Six Senses）休闲品牌的联合创始人。他们在马尔代夫创建了豪华的索尼娃富士（Soneva Fushi）度假村。这可不是家一般的度假村，它卓尔不凡的建构思想重新定义了豪华度假村的可能性。这对夫妻对其信念和理想充满了信心，这使他们从习以为常的世俗惯例中跳脱出来。

在这个事例中，夫妻俩真正做到了推陈出新，想法和行动保持了高度的一致，这是非常重要的。索尼娃富士酒店中有一个有机作物园，专门生产新鲜的有机食品。店方为顾客提供粗麻布袋，供他们把塑料垃圾带回去。不论是顾客还是工作人员，在园内都是不穿鞋的。目前，店方的工作方式已不满足于低碳水平了。

前来光顾的客人都清楚自己要的是什么，刚入职的新员工也是如此。员工在"第六感觉"工作不只是为了挣得一份薪水，他们是"渴望一种生活方式，拥护一种工作理念"。如果员工受严苛的规则所制而被压抑了与生俱来的天赋，便无从做到这一点。“第六感觉”的首席人才官称：“我们对员工一直宣扬的只是热情待客的意义和服务至上的理念，具体该如何表现由员工自己决定。”

什达萨尼夫妻非常清楚他们的员工在工作中应该收获些什么。在这样的老板的带领下，公司一定也具备相当的企业自信心。从员工们的职业生涯出发，如此开明先进的管理理念会使他们对公司的领导方法、各自扮演的角色以及远大的发展愿景更加充满信心。

公司对待员工的态度

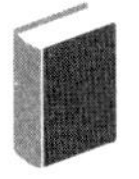

公司对待员工的态度看上去似乎并非什么举重若轻的大事，但现在我们可以看到很多大公司，如迪士尼、美捷步，都对自己的员工有专门的称呼。

公司里也并非只有凯特一人对领导层备感失望。她觉得自己多年以来没有一天不在竭尽全力地为公司奋斗。首先，她的工作时长就已非同一般——晚上休息时和节假日都在想着工作的事，与朋友聊天的话题也三句不离公司，总好像工作是第一位的。工作在她的生活中已占据了大半时间，她的整体生命体验很大程度上都取决于工作。斯图尔特问她是如何看待她所体验到的挫败感和她对工作的态度之间的关联的。凯特表示对自己兢兢业业的职业精神感到自豪，她就是愿意在工作中尽职尽责，希望全心投入到自己任职的公司中。

随即她开始意识到问题所在了：她不敢说领导层是不是也有和她同样程度的奉献精神。她也很理智地知道自己无法左右领导们休息天的活动安排和所思所想，但在对比后她不禁产生了质疑：如果领导自己还不如她那样努力，那这究竟是怎么回事呢？她一直这么努力工作、相信公司难道是犯傻吗？

美捷步——托尼的信心

大型电商美捷步的起家之路完全就是一则靠坚定信念终获成功的故事，该公司领导团队表现出来的领导才能令人钦佩。创始人尼克（Nick）起初并无任何销售鞋类的经验，他当时邀请具备相关经验的弗雷德（Fred）一起创业。随即，他们又找到谢家华（Tony Hsieh），请求其名下投资公司为自己投资。他们在用完第一笔资金后，谢家华和商业伙伴弗雷德又进行了第二笔投资。此举已违背他俩最初的计划，但如果发生资金断链，美捷步就会宣告破产。那时，谢家华还邀请其他两人到自己名下的房屋办公。没多久，谢家华自己也加盟美捷步公司，成为全职员工并担任了领导职务。

谢家华在把所有用来投资的资金都注入美捷步后，开始每隔几个月就从他的个人账户中拿出一点钱来维持公司的运营。在遇到不得不要求员工减薪的情况时，谢家华免费开放了三间他名下的房屋作为员工宿舍。

后来，谢家华的个人财富储备日渐吃紧，于是他开始变卖自己拥有的房产以支持美捷步的运转。最终，他决定把除自宅和另一栋房屋外的所有房产尽数变卖。这栋房屋之所以迟迟没卖出去，是因为当时经济不景气，找不到合适的买家。到最后，谢家华由于急需现金，只好以 6 折贱卖了该房屋。

后来，弗雷德对他说："作为你的朋友兼财务顾问，我不赞同你这种破釜沉舟的做法。虽说从长远来看，可能会有所回报，但没必要让自己处在彻底破产的边缘啊。"谢家华的父母对自己儿子这样砸锅卖铁的举动也没表现得多激动，只是淡然地问他，是不是真的想清楚要孤注一掷了。此时此刻，谢家华把公司的未来都赌在了共同艰苦创业的伙伴们身上。想当初，弗雷德加盟美捷步也是放弃了自己的大好前程，何况他还是个有新房和幼子的人。谢家华暗想，弗雷德都甘冒风险，自己又有什么立场说不呢。

领导者对公司许下承诺、表明信心的方式有许多种。既可以是嘴上说说、喊喊口号，也可以是像谢家华这样以身作则、持之以恒。美捷步的成功彰显了领导者对公司所具有的坚定信念。他们也并非不知自己的做法是冒了相当的风险，但仍毅然决然地选择了尽其所能，这才最大化了取得成功的可能性。

你可以想象一下自己在一家这样的公司里工作：CEO 从自己腰包里掏出了几百万美元的私财，奋斗了无数个不眠之夜，一次又一次地做出了大多数人都不看好的选择。这样一位底牌尽出的 CEO 用自己的实际行动证明了自己对公司的态度。

另外，还有很多伟大的领导者也都通过不同的方式对工作伙伴展现出了同等的信心。在科学领域中，很多科学家也是对某一种新发现的问世表现出矢志不渝的执着。他们往往饱尝了专业人士的冷眼相待、经历了资金的撤回、遭受了公众的屈辱，但仍展现出了“咬定青山不放松”的精神。

确定性

凯特对正在发生的事情如果感到心里没底，就会产生威胁响应。斯图尔特对她揭示道，当她觉得上司苏没能明确表达自己的要求时，也会产生威胁响应。凯特不确定自己的目标为何，也不知道目标的界限，更不清楚自己的表现究竟是否尽如人意。

有些时候，人处在这样的一种状态下是有其积极意义的，即人会变得居安思危让头脑时刻保持警惕，对外界能够迅速做出反应。但在大多数情况下，确定性的缺乏是由于外在条件被迫使然，这会对人产生负面影响。如果凯特觉得自己缺乏确定性，可以采取以下措施来起到改善的作用。

现在，凯特对优秀领导者的认识正不断提升，理想与现实一对比，就可能导致她盲目地认定自己的领导远不如自己期望中的样子，而自己却只得在这样的束缚中苟且度日。斯图尔特作为凯特的教练，在凯特制定应对策略的过程中起了至关重要的作用，他希望凯特明白，即使公司领导的能力有限，她一样有方法能高效地接受领导。现实总不可能一直一帆风顺，但确保自己能愉快地、富有成效地工作的决定权则在我们自己手中。

具体策略的制定取决于不确定性的呈现形式。就目前情况而言，凯特需要采取一套双管齐下的方法。首先，她需要积极配合苏的工作，在这个过程中明确自己的需求并将本职工作做到极致，进而帮助上司苏经营好公司。她可以试着以书面形式向苏递交一份需求清单，或者直接面见苏做口头询问。凯特要做的第二件事就是建立确定性，即在心里自己回应自己的需求。但显然，如果苏最后的解决方案与凯特心目中的不符，可能就会引起一些问题。为避免这样的局面，凯特可以向苏递交一份文件来详细说明自己的诉求，并大致说一下自己在对未来发展尚不明确的情况下姑且做出的假设。她可以给苏留一些时间来纠正这些假设，如果在这一时间段里苏没有回音，她就认为假设成立继而将其贯彻下去。

公司的确定性

公司本身也能够给予员工确定性。公司可以通过运用一定的手段打造自己的公众形象，让顾客放心地消费；更可以让员工明确自己为之奉献的对象、自己的工作将为公司带来怎样的变化和以后要如何展开工作。

英国“纯净”公司

“纯净”公司（Innocent）是一家专注于天然健康的饮料公司。公司的 3 位联合创始人时年 26 岁，起初创办公司的宗旨是能让大家每天都能喝到健康、天然、美味的饮品。创始人之一理查德·里德（Richard Reed）认为："正因为我司从一而终、初心不变才缔造了如今的巨额价值。"从一而终的精神给予人以确定性。

创业之初，几位伙伴在寻求投资之路上一度四处碰壁，却不曾放弃。那时的他们年轻、有活力，他们用近乎开玩笑的方法给所有认识的人发电子邮件："有人认识有钱人吗？"结果他们居然迎来了转机。

很快，很多人都纷纷想来指导他们如何最大限度地获利、避免经营亏损和延长产品的货架期。他们抵挡住了走世俗商业化道路的诱惑，并保持初心不变。他们创立的品牌既然命名为"纯净"，经营理念自然就得是新鲜、自然才能相匹配。他们的产品必须在品质上优于其他厂商，否则无以立本。

如果你曾经品尝过"纯净"旗下的"思慕雪"冰沙的话，肯定注意到了印在包装盒侧面的几句俏皮话。几位创始人将自己的幽默感和消费者的生活结合起来，达到了博人一笑的效果。这是他们向公众彰显公司形象的一种做法，体现了其从一而终的品牌文化，使"纯净"饮品深入人心。

"纯净"向外传递出来的确定性和不改初心显然不会直接转化为利润。这并不是说坚持不懈不能使公司赚钱，只是这很难用金钱衡量。"纯净"坚持只使用社会认可度高、环境品质优的农场出产的果品……这意味着，他们用来榨汁的菠萝价格要比市场均价高30%！此外，他们还将10%的利润用于支持慈善事业。

公司文化

公司文化具有强大的力量。公司领导对员工发号的施令若是和公司文化相悖的，那很有可能就会事倍功半。文化在不经意间就会对身处其中的所有人起到潜移默化的塑造作用。这股力量看不见、摸不着，却无处不在。

“文化神经科学”是一门不断发展壮大的学科。这门学科着眼于文化对认知的塑造、大脑在不同环境下的工作方式以及认知与大脑功能之间的文化依赖关系。一般来说，目前这一领域所做的研究针对的是来自不同国家的人们以及当地文化差异，这些国家包括日本和美国。在不久的将来，针对不同的公司文化的研究即将涌现出来。

奖励行为

所谓的奖励行为指的是能够触发神经奖励系统进而促使其发挥作用的任何事物。对一些人来说，他们在一天的工作中可能会发生很多次这种现象；而对另外一些人来说，一年到头才发生几次。

奖励行为背后的神经科学

当某种事物触发了人的奖励反馈时，其大脑内好几个部分都会被激活，并在这个过程中分泌大量神经递质多巴胺。

多巴胺是奖励反馈的主要角色，它对行为强化起了主要作用。多巴胺的大量分泌能使人产生快感，人们会做任何事情来让自己再次体验到这样的快感。

多巴胺对人的认知、记忆和解决问题也有积极的作用，这些无不是领导者希望自己团队成员能够提高的能力。

公司的奖励行为

很多公司似乎都十分看中奖励行为所能创造出的价值，它们会从好几个方面考量对员工的奖励，其中一项考量指标便是服务质量。对那些提供了卓越服务的优秀员工，各大公司的奖励方法显得多种多样。英国维珍会向收到客户一致好评的员工颁发突出服务奖，获奖员工可以去往美国，与公司创始人理查德·布兰森共进晚餐。英国三明治连锁品牌佩登餐饮的员工若被顾客点名表扬，餐厅也会向其颁发“蒂芙尼银星奖”以资鼓励。音响设备连锁店里切尔音响（Richer Sounds）为在服务竞赛“里切尔联盟”中胜出的员工提供使用劳斯莱斯或宾利轿车一个周末的权利。

除了这些颇具特色的奖励方式外，有一些则比较具有普遍性。维珍为每位员工提供“维珍内部信用卡”，员工凭该卡在集团旗下所有公司消费均能得到折扣。很多公司都希望营造一种对员工的奖励无处不在的文化。英国手机零售商卡冯 - 维尔豪斯（Carphone Warehouse）每个月都会为员工举行一次啤酒派对。

还有一些奖励要求员工具有很高的忠诚度。约翰·刘易斯（John Lewis）是英国员工所有制企业的推动者，它为了劳工群体的利益提出了一个不凡的倡议：劳工服务期限满 25 年后，享受为期 6 个月的全薪假期。

控制感

根据第 9 章中“成瘾的小鼠”实验，我们可以得出结论：当一个人无法控制某件事情时，可能会产生威胁响应。所以从领导者的角度出发，促进员工能够自我管理是最佳选择。即使达不到该目标，领导者至少也要想办法让员工相信自己拥有一定的控制权才行。各大公司一般都会使出浑身解数，用各种各样鼓舞人心的方式来做到这一点。

世界级豪华度假村悦榕庄酒店允许员工在一定范围内根据自己的创造性思维提供服务。例如，在装饰度假场所的床时，除了标配礼品外，员工还可以根据自己的想法装点一些花卉或者准备其他的礼品。在佩登餐饮，新员工在入职前要经过“一日试用”。当天晚上，团队所有成员要对是否留用此人进行投票表决。这样的做法固然非常少见，却给予了团队成员选择同伴的权力。此外，为帮助自己挑选出来的新员工早日融入工作，老员工会更加努力地投入工作。佩登餐饮要求员工“迎接顾客时要打招呼，顾客付钱时眼睛要看向顾客，顾客离开时要道别……做好自己该做的”。这样的要求促使员工与顾客进行互动时都能做到真情实意地交流。比起普通公司都会规定的公式化用语，佩登餐饮的员工通过对顾客用心的观察，真正地与顾客产生了心灵上的共鸣，给顾客留下了更好的印象。英国乐购鼓励员工在工作中多动脑筋，要求人人都要有创业者精神。此外，汇丰的“第一直达”网上银行为用户提供升级的套餐，用户可以根据其所处的人生阶段，定制符合其自身利益的银行服务。这样的做法能赋予人以很强的控制感。

一家公司可以采用很多做法来限制员工的控制感，其中最没意思的一种当属许多客户呼叫中心都为员工准备了公式化话术。这样的做法大大削弱了员工的控制权，并让其丧失了充分利用自己的大脑灵活应对各种情况的机会。

人际关系

2008 年，约翰 · T. 卡乔波（John T Cacioppo）和威廉 · 帕特里克（William Patrick）撰文称，孤独感的产生原本就是由于人际交往的缺乏而导致的一种威胁响应。人在遭受躯体疼痛时分泌的神经化学物质，在孤独状态下同样会被激活。被孤立、排斥或忽视无异于将人推向死亡的深渊。另一方面，若一个人与他人建立起人际关系时，其体内催产素的分泌有助于降低血压和皮质醇水平。良好的人际关系还能促进人们积极地参加社会活动。

让公司员工之间建立人际关系相对容易，具体方式由公司的情况而定。维珍公司每三个月，就将所有人力资源部的员工召集到一起，IT 部门、市场部和财务部的员工也都组织定期聚会。佩登餐饮则有这样一项传统：每周五晚上都包下伦敦的一家酒吧，邀请所有员工前来聚会。每逢圣诞节或夏季派对，往往能有 2 500 多人参加。此外，佩登餐饮总部上下所有人每年都会到各家门店工作 5 次。这样的举措能有效帮助高层领导与一线员工联络感情。总部的每位上级领导都各自与一家门店结体，与该门店的一线员工建立了深厚的情谊。员工都不会觉得领导只会高高在上地下达决策。

美国俄勒冈州的安快银行（Umbqua Bank）因其为客户提供各种意想不到的善举而闻名。这是一种通过加深情感上的沟通来与客户或潜在客户建立联系的方式。银行会派人将一辆冰淇淋车停在街上，为过往行人免费提供冰淇淋。他们还会去咖啡店或餐厅，挑一个桌位，当天所有在该桌位上用餐的顾客产生的一切费用都由银行承担。此外，在开设新分行后，当地每家每户的居民都会收到一盆盆栽，以邀请他们去新分行领取咖啡。安快的目标是与当地居民建立联系，采取的方法也非常积极主动。

美捷步在实践中认识到这样一个道理：人与人互相之间的交流增多，就容易产生商机。人们处在放松状态下时，往往能够建立更深层次的心灵共鸣，也会自然而然地发生对话。美捷步会在每个月最后一个周五组织一场高尔夫锦标赛，并邀请供应商参加。在一次球赛中，美捷步以与一位眼镜行业的销售代表的交谈作为契机，正式涉足该行业。现在，眼镜已成为美捷步在电商平台上做得最大的产品之一。

美捷步在和员工建立联系方面，也一直做得可圈可点。谢家华对员工发送的内部邮件的内容透明、文意明确，而且往往都是发自肺腑的。这样的邮件能在很大程度上使员工们感到自己身处在一支优秀团队当中。谢家华的一封于 2008 年 11 月 11 日发出的电子邮件是这样写的："记住，美捷步不是我一个人的公司，也不是投资人的公司。美捷步是属于我们大家的，她的未来取决于我们全体上下的意志。公司力量的壮大有赖于所有人的努力，我们一定能打造出有史以来最强大的公司。让世界好好看看我们美捷步的能力所至。"

贡献

人在做出贡献时会产生正面的情绪体验，我们都有类似的经验。现在，神经科学已经能够解释这种现象。人在捐赠善款和受到物质奖励时，中脑边缘奖励系统会产生相同的反应。如今，对企业履行社会责任的评价方式有很多。

威尼斯比萨

我最喜爱的一款比萨是"威尼斯比萨"（Veneziana pizza）。这款美味比萨每售出一份，便有 25 便士赠予"威尼斯基金会"（Veneziana Fund）。该基金会存在的宗旨是保护英国 1750 年以前建造的建筑物，并予以修缮。多年以来，该基金会通过这种方式支持了众多慈善机构。各家分店无一例外地支持着当地的慈善机构和教育事业。

里切尔音响也将税前利润的 7% 用来支持慈善项目，并允许员工带薪参与慈善活动。该公司还将利润的 1% 用作面向所有员工的援助基金，员工如果遇到困难就可以使用这笔钱。

基于神经科学的领导技巧

- “因素联合环”的七项分别为信心、确定性、文化、奖励行为、控制感、人际关系和贡献。我们需要辨别自己是否遭遇了影响上述因素的问题或挑战，寻找自己不足的方面。
- 做事要有策略，将上述每一种要素都系统地视作自身领导才能的一环。
- 和其他领导携手，一同致力于将“因素联合环”应用于整家公司。

基于神经科学的领导所能带来的好处

- 公司员工作为独立个体，能够取得更大的成功、变得更充实且对公司的忠诚度也更高。
- 公司会比员工更善于应对变化。
- 顾客会对自己认可的公司提出更多要求，这将鞭策公司不断奋进、精益求精。

第 14 章

心理安全是良好企业文化的基础

今天，婕茜有些沮丧。早些时候，她和地方议会的高级决策者开了一次重要会议，但结果有些不尽如人意。按照预期，如果顺利的话，地方议会将拨出更多的企业援助金，这样就能够帮助更多的人了。但由于某种原因，会议的结果并未达到预期，而且婕茜根本就不知道为什么会这样。因为婕茜的公司给出的方案已经接近完美了，议会甚至能因此省下一笔钱。这无异于到嘴边的鸭子飞走了！

斯图尔特已经和婕茜打了很久的交道，对她的情况也十分了解，他确信婕茜在工作中肯定已经做得非常出色了。他想探究的是，导致结果差强人意的原因是不是其他婕茜没能意识到的方面所致。

本章探讨的是心理安全及其对人造成的影响。除此之外，本章还讨论了各种文化中高于心理安全层面的其他一些方面的内容。文化既然对身处其中的人的行为表现能起到非常重要的作用，那它对于工作环境自然也是必不可少的组成部分。

一家公司想要办得好，就需要在企业文化中强调“心理安全”的概念。

何为心理安全

有些人将心理安全的概念描述为人们认为某种环境足够安全，愿意承担人际交往风险。身处这种环境中的人们可以自由地表达言论，说明自己的感受和想法，也能提出问题。

麻省理工学院的教授沃伦·本尼斯和埃德加·施恩（Edgar Schein）早在 1965 年就提出，心理安全对人们安全感的形成至关重要，它具有使人们改变自己行为的重要作用。当人拥有心理安全感的时候，便能专注于群体的共同目标，做到舍小我为大我。所以，心理安全的存在有其重要意义。

1990 年，威廉·卡恩（William Kahn）对心理安全如何促进个体在工作的参与度进行了研究。他发现人们在感受到心理安全的状态下才更愿意在身体、认知和情感上表达自己；反之，如果感受不到心理安全，他们往往就会对工作表现得心不在焉，恨不得从诸多事务中抽出身来并开启自我保护模式。他还发现，感受到心理安全的人往往会觉得自己更容易被宽容。从本质上说，他们将是受到他人的信任和尊重的。

如果一个人感受不到心理安全，他将在以下方面遇到问题：

- 员工满意度；
- 信息共享；

- 寻求帮助；
- 新尝试；
- 创新。

婕茜之前从未对文化做过深入思考。还在医学院读书的时候，她觉得一些咨询师对待他人的方式和自己期望的差不多，一些护士的表现也和自己所想的相差无几。她还记得在病房见习的时候，学生们常常被要求当场回答一些专业问题，答错了是会被嘲笑的，那种情况简直让她无地自容。婕茜的几位朋友挺害怕这个问答环节的，因为答错了就会显得自己无知且无能。大家都希望自己不要被叫到。

从还是初级医生时起，婕茜就从来没找某个护士帮过忙。刚开始的时候，每当她转去新病房时，她还会试着和身边的人合作。但很快她就发现，有些护士只喜欢帮助那些有魅力的男医生，自己在需要帮助时她们就说没空。当然，这只是一小部分情况，其他大多数的护士都十分乐于助人。婕茜想，找那些愿意伸出援手的人帮忙要容易得多，而根本没必要向不愿帮助自己的人提出请求，因为这就是自讨没趣。

其实，上述的这种情况在很多地方都在以不同的方式重演，它对一个人的人生体验具有非常强的破坏性。这种无法与所有人畅所欲言的情况是需要想办法解决的。

培训室

我所见过的最成功的一个案例发生在一家银行，当时我正在参加该银行举办的一场活动。在活动中，所有的客户开发人员被分组后待在一家酒店的不同的客房里。然后依次由四位身份各不相同的人物分别去面见了每个小组。这四人中，一位是这家银行旗下一家基金分公司的首席执行官，一位是基金公司的首席财务官，一位是这家基金公司的员工，最后一位是整家银行的首席执行官。

上述这四位人物都可以说是成功人士了，个个都充满着商业智慧，令人神往。面见过程刚开始进行得颇为顺利，基金公司的首席财务官和首席执行官表现得非常和蔼可亲。他们态度友好、表达清晰，和员工们交流时表现出了很高的热情。而在看到整家银行首席执行官的表现后，对比就明显了。

这位执行官从内而外都有一种让人望而却步的冷淡感，还有些暴躁的倾向。他不顾对方感受，直言有的人提的问题是“愚蠢的”，说他们应该在见面前做足功课才对。结果，立刻就没人敢再提问题了。前几位在会谈中所营造的快节奏、充满激情、融洽的气氛立刻被逆转。

更重要的是，这位首席执行官的地位自然比其他人要高。他的看法对员工的发展十分重要。

之后提问的人都会认真措辞，语气也比之前正式得多。就结果看，员工在此之后收获的有益信息是最少的。事后的民意调查结果显示，这次活动办得并不成功。

这与活动的初衷显然是背道而驰的。从这件事中，我们能够吸取的经验教训和对问题的反思是极具价值的。

斯图尔特与婕茜分享了这则故事，并想听听她的看法。婕茜不假思索地说："故事里的问题非常明显，当然是那家银行的首席执行官做得不好，他弄得别人都没法好好思考、畅所欲言了，造成的结果可是对他自己公司不利啊！"婕茜甚至认定，科学界肯定已经对这种紧张气氛导致的负面影响做过研究了。

心理安全的科学理论支持

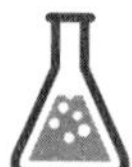

如果我们把没有心理安全感视作受到伤害的风险，那么就能通过神经科学相应地对其重要性作出解释。

人们将心理安全感的缺失总结为一种威胁响应。有些人即使没有在生理上受到威胁，他们的大脑中也会发生各种各样的事情。例如，有的人能有意识地感到恐惧，但也有可能感觉不到。然而，即使主观上没有什么感觉，其位于闭合的脑半球后的杏仁核还是会被激活。恐惧响应涉及的神经网络会消耗大量的能量，很大一部分都是从前额皮层转移过去的。这会导致工作记忆容量的减少，从而削弱分析思维、创造性洞察力和解决问题的能力。

能触发该响应的事情还有很多。

这不正是这周婕茜与本地议会代表见面时发生的事情吗！

这位代表西装革履，一看就不简单。在整个见面商讨的过程中，他给足了婕茜压力，完全没有想温和地交流的意思。婕茜也没有怎么怕，她理智地告诉自己，尽管这位代表在他的领域里非常有成就，但自己才是正规医学院科班出身的人才，怎么能被吓倒呢，自己才是最有发言权的那个人啊！然而，事与愿违，她也不知怎么回事，自己从头到尾都没能问出让自己满意的问题。就结果看，婕茜完全没有按照原计划向这位代表发起进攻，反而对方在向自己发问时，她根本就发挥不出来平常的快速思考能力。

那婕茜究竟应该如何应付这种厉害的角色呢？当然，如果对方脾气比较好，能主动创造一种让自己感到轻松且能够清晰地思考的氛围，自然再好不过了。对方也同样会从婕茜那里收获更多的真知灼见，会面也一定会进行得更加顺利、融洽。然而，事情往往不会按照我们的预期发展，婕茜能控制的只有自己，她无法干涉他人的所思所想、所作所为。

工作记忆

我们可以把工作记忆视为一种短期存储工具。它的用处不言而喻，但其所具有的某些用法上的细节却往往不为人所知，这会给人带来不小的麻烦。人们为了记忆临时发生的某些事情，通常会将少量的信息暂存于工作记忆中。例如，记住赶往开会会场的路线，或别人临时提供给自己的一组数据，这组数据要用来计算对每位与会人员都非常重要的数据。记忆的内容甚至还可能是需要权衡的几种观点，以决定今后新的工作方向。

对于工作记忆，我们要注意以下几点：

- 工作记忆的容量是有限的；
- 如果记忆中途分心了，我们就很有可能会忘掉临时记住的东西；
- 如果前额皮层过度疲劳，我们就可能很难临时记住某些事情；
- 压力会导致工作记忆能力的减弱。

婕茜想到了自己一手创办起来的公司团队，她不希望自己手下的员工终有一天变得像她过去学校里的咨询师那样，做起事情来乏善可陈。她知道自己不是那样的人，但还是愿意多反思，以避免不良情况的发生，因为这对优秀团队的建立有百害而无一利。她想确保自己团队里没有人会做出破坏众人心理安全的事情，包括自己哪怕只是在无意间为之。

婕茜本来对自己公司员工的状态挺有自信的，而斯图尔特还是坚持希望婕茜摆正心态，好好进行自查。刚开始，婕茜还有点不以为然，但后来还是意识到不妨把这看作一次学习的机会，虽说结果可能会造成一些不愉快。毕竟，她的底线是不希望有员工在工作中感到不开心或者觉得言路闭塞。

心理安全测试量表

该量表由 7 道测试题组成，选项从“完全不同意”至“完全同意”分为 7 种不同程度。7 道测试题使用了消极的和积极的表达方式，信度较有保障。测试题具体如下。

1. 如果你在工作中出错，你所在的团队往往会做出对你不利的举动。
2. 团队成员会提出棘手问题。
3. 团队有时会忌讳有人表现得标新立异。
4. 团队容许成员在工作中冒一定的风险。
5. 你很难向团队其他成员寻求到帮助。
6. 团队中没有人会故意和你作对。
7. 与团队成员一起工作，你独特的技能和才华会得到足够的重视和充分的利用。

艾米·埃德蒙森（Amy Edmondson）在其发表的一篇论文中首先采用了这套由 7 道测试题组成的调查量表。此后，该量表被该领域的其他研究人员广泛使用。详情请查阅她出版的书籍《无畏组织》(*The Fearless Organization*)。

斯图尔特希望婕茜认真思考上述内容，开动大脑中连接强度较弱的神经回路，让更多的问题进入自己的意识层面。因此，斯图尔特建议一起去附近的绿化地带散个步。他们也不是第一次散步了，所以婕茜毫不犹豫地答应了。

此时，婕茜不由得担心自己团队的员工是否真的有能力在工作中变得开放和创新。在她的印象里，她请来的平面设计师斯蒂芬永远都是按照自己的想法做事的。她其实并不希望自己手下的员工完全按照自己的意愿行事，她希望的是员工能够质疑自己的想法并提出更好的建议。但事实上，这种情况一次都没有发生过。这可能是因为婕茜的想法总是太卓越了，但也可能是斯蒂芬没敢吐露自己的心声。

婕茜开始意识到，在其他几位团队成员身上也发生了同样的事情。她无从判断旁人到底是无话可说还是不便言明。但婕茜一直自认是一个脾气不错的老板，难道员工们真的会与她有所隔阂吗？她把自己的疑惑讲给了斯图尔特听。

大众汽车的挑战

通用汽车副董事长鲍勃·鲁兹（Bob Lutz）曾指出，大众汽车前首席执行官费迪南德·皮耶希（Ferdinand Piëch）是大众“柴油门”丑闻的罪魁祸首。该丑闻是这样的：2019年5月，大众汽车所售部分柴油车安装了专门应对尾气排放检测的软件，可以识别汽车是否处于被检测状态，继而在车检时秘密启动，从而使汽车能够在车检时以符合“高环保标准”的状态过关，而在平时行驶时，这些汽车却大量排放污染物，最严重的可达到美国法定标准的40倍。以清洁、环保闻名甚至得到相关奖项的柴油发动机可能名不副实。难以置信的是居然没人及早发现这一点。法院最后确定了40多名涉案人员。时任大众汽车首席执行官的马丁·文德恩（Martin

Winterkorn）承担起了全部责任并递交了辞呈，但是他否认这一错误是自己犯下的。

有一次，鲍勃公开称赞了大众推出的最新款高尔夫轿车，据说当时皮耶希是这样回应的："我告诉你们这款车型是怎么诞生的吧。当时，我把所有的车身工程师、压模师傅、制造商和主管人员都请进了我的会议室。我对他们说：'坦白地讲，我不太喜欢现在的车体。我给你们六周时间，想办法给我弄出来世界一流水平的车身。我认识你们所有人，要是在六周时间里你们没法让我满意，请另谋高就吧。谢谢，请回吧。'"

很显然，皮耶希在这个问题上采取了颇为强硬的态度，这样的企业文化无异于是在威吓自己的员工。对大多数人来说，这种不是今天就是明天得丢掉饭碗的威胁是很致命的。在大限到来之前，人们会将每一天当作像最后一天那样努力工作。

之所以提这个例子，并不是因为婕茜工作的风格和以上这种商业巨贾是一样的。没有事例表明婕茜的员工害怕她，或者员工随时会丢掉饭碗。但是，婕茜在工作中仍有改进员工们工作表现的可能。

不过，人们很容易就能在无意间制造出缺乏心理安全的环境。所有大企业领导和经理都不可避免地面临着这样的问题。所以，我们究竟如何才能有意识地创造出一种让人们心里感到更安全的环境，进而使其大脑真正发挥最大的作用呢？

联结的感觉

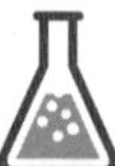

加利福尼亚大学洛杉矶分校的研究员奈奥米·艾森贝格（Naomi Eisenberg）曾进行了一项颇吸引人的研究。实验中，被试都玩了一款叫“机器人橄榄球大赛”的电子游戏。主试表面上的要求是三名被试为一组进行传接球游戏，然而实际上，他们各自都是在和电脑玩。被试从屏幕中看到的只是自己和另外两个虚拟的游戏角色，但他们对自己在和真人一起玩这件事深信不疑。

起初，三人得球率都差不多，而且看上去玩得都颇为尽兴。但很快，被试接到球的频率逐渐降低，最终完全被晾在一边了。被试不由得认为，另外“两人”抛下了他只顾自己玩，事后被试普遍称当时自己感觉很不是滋味。

被试的大脑在整个实验过程中都接受了核磁共振成像检测，研究人员得以观察到被试大脑中发生的情况。实验结果表明，在被试觉得自己被冷落在一旁而感到不是滋味的时候，前扣带皮层和右腹内侧前额皮层均处于活动状态。研究人员得出结论：右腹内侧前额皮层通过干扰前扣带皮层的活动来调节人在受到社会排斥时所产生的失落感。前文介绍过，前额皮层在一些情况下会失去作用，要知道在这样的情况下它就无法干扰前扣带皮层的活动，在被排斥时产生的失落感也无从得到调节，这可能会导致受到社会排斥的人们陷入更长久的痛苦之中。

前人的研究大多强调的是人体在产生躯体疼痛时大脑的哪些部位会被激活。现在，研究人员就能得出结论：躯体疼痛和在社会生活中感受到的痛苦具有共同的神经解剖学基础。也就是说，我们对任何使自己的社交关系遭到持续性迫害的情况都保持着高度的警觉。尽管如此，我们依然可以采取一些措施来改善这样的情况。

俗谚有云："刀枪棍棒伤害的只能是我的身体，语言却动摇不了我分毫。"然而，这样的观点没有任何神经科学基础做支撑，我们实际遭遇的情况恰恰相反。如果一个人在开会过程中感觉自己被冷落在一边，有的人可能会主动想办法参与其中，有的人就会缩在一边，感觉受到了伤害，十分不自在。在了解原因后，如果我们真的遇到这种情况就该知道自己如何选择了。

婕茜意识到自己已经多次发现他人陷入这种情况。现在，她既然已经对这一现象的科学依据了然于胸，便打定主意以后一旦发现谁陷入类似情形，就积极地请对方融入群体，或者也可以事后多与他交流谈心，尽量帮助他克服这种人际交往方面的困难。

亚里士多德计划

朱莉娅·罗佐夫斯基（Julia Rozovsky）在"谷歌成功的五个关键要素"（*The five keys to a successful Google team*）一文中这样写道："心理安全是迄今为止我们发现的五项关键动态指标中最重要的一项，它是另外四项指标成立的基础，这五项关键要素很明显地存在于谷歌的经验和案例研究资料库中。”这五项要素分别是：

1. 团队成员能力可靠——按时、高质量地完成工作；

2. 团队架构清晰明了——成员之间分工明确；

3. 团队成员的价值归属感强——个人对团队有重要意义；

4. 团队成员能够产生的影响力——每个人都坚信自己会为公司添砖加瓦；

5. 心理安全——所有人都能放手去干且言路畅通无阻。

有意思的是，从大脑的角度出发，上述的五条概念之间有重叠部分。

如果无法对同事给予信任，那么大环境下的信任度就会比较低。这很容易使人产生威胁响应。

团队架构臃肿、紊乱可能也会导致同样的后果。如果团队成员间的分工职责存在冲突、界限不清，员工的大脑也会发生威胁响应。

如果团队成员能在工作中找到价值归属感且明白自己所具有的影响力，也就是俗称的“对集体的贡献度”，那就很有可能会激活他们大脑中负责奖励的神经网络。

奖励反馈

纹状体将更自由匀畅地分泌出多巴胺至前额皮层、前扣带皮层等其他大脑部位。多巴胺对学习、行为强化、集中注意力、影响决策以及引发积极情绪具有重要意义。

这样一来，人们的工作表现将会变得越来越好，对工作也更加投入并享受其中。我们能通过科学研究对这一点进行预测和证实，真是太棒了！典型的例子就是谷歌的这个案例。

大胆的婕茜

那么，如果婕茜觉得自己身处的环境对她而言并不理想，那她该怎么办呢？纵使心理安全感减少了，但她仍想尽力工作。这时候她又该如何控制自己的大脑呢？

我们要知道，心理安全永远不是只靠和团队成员共事就能创造出来的。它的形成靠的是始终如一地贯彻每一项议程、每一次 KPI 指标、每一次工作汇报，它是经年日久培养出来的产物。哪怕临时和不懂你们的文化的人一起工作，也要始终如一地坚持下去。

婕茜可以做以下几件事：

- 对大家进行心理暗示；
- 获得工作伙伴们的许可；
- 预先和他们讨论要如何合作才能取得最佳结果。

期望有什么效果

牛津大学安慰剂效应专家杰里米·霍威克（Jeremy Howick）曾去往英格兰黑潭市，对当地 100 位被试的生活进行了观察。黑潭市 1/5 的人口都有背部疼痛的症状。100 人中，有一部分被当作对照组，其余的人被告知他们正在参加一项研究，发给他们的药可能是安慰剂，也可能是新型的强效止痛药。

发给被试服用的药片上有蓝白相间的条纹，均装在被仔细贴上标签的药瓶中。药瓶上贴有禁止儿童接触的警告语。被试的大脑也接受了仪器的扫描。

这些被试之前一直都在服用各式各样的强效止痛药，有些人的疼痛程度已经严重到无法正常生活。3 周后，服用药物的被试中有一半被试表示他们的疼痛症状得到了明显的改善。实际上，他们所有人服用的都不过是安慰剂罢了。

研究表明，那些思想开明且愿意接受新事物的被试，对药物的疗效给出了最积极的反馈。被试们的大脑在接受仪器的检测下，也显示出了解剖学上的差别，包括杏仁核发生的细微差异。

有大量证据表明，安慰剂可以对人体产生巨大影响。过去，人们认为这种没有化学活性的物质能使人体发生生理变化是十分不可思议的一件事。尽管人们还不完全了解其中的所有原理，但已经可以确定的是，人们内心的期望对大脑的判断有着莫大的影响。

简而言之，当人处在消极情绪中时，与负面经历有关的大脑回路就有可能被激活，从而引发焦虑；而当人期待积极的结果时，与奖励机制有关的大脑回路就会被激活。

期望的力量

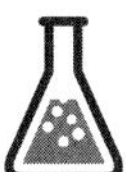

2007 年，斯科特等人对期望如何对大脑产生巨大影响进行了研究。研究人员对给予被试安慰剂的过程中伏隔核中多巴胺的活化进行了观察。结果显示，安慰剂作用与人的期望产生的作用相关联。其他的采用了磁共振成像的研究显示，当人们期待着赚取金钱时，伏隔核活动也会增加。

婕茜的同事们内心都拥有各种各样的期望。通过语言和其他形式的交流，婕茜会管理和改变他们的期望。

所有的科技创业公司都很酷吗

我曾随“突触电位神经管理计划”团队与东南欧中部一家出色的科技创业公司进行过合作。该公司的创始人起初在车库里埋头苦干，几年后就在业界大放异彩，并随即组建起一支出色的团队。

该公司的办公室和员工都非常特别。他们似乎有很多事情都做得很好，看起来就如同一个大家庭。人与人之间十分友好。公司大楼的屋顶上开设了一间酒吧，大家都很喜欢去那里喝上一杯，同事间相处得非常愉快。有一次，我们受邀去给他们做了一场反馈培训，内容是神经科学对工作的影响以及如何利用神经科学使工作表现变得最好。

有一点要说明：他们公司所在的这个国家的失业率很高，大家的日子过得都不太容易。

我们进行的培训分为10个部分，第一部分的主旨是创造一个每个人都可以坦率发言的环境。只有这样，才能解决我们面临的最深层次的问题。这时，有一名员工站了起来，直截了当地说：“我们不能提供真实的反馈，万一有人因此被解雇了呢！”

这句发言真是振聋发聩！总算有人愿意先行打破沉默了。

不过，公司创始人在听罢这样的意见后，明显有所触动。他们是不希望有人抱有这样的想法的，他们本来认为所有员工都是信任他们的。员工的这种担忧让他们挺受伤的。

将心理安全融入企业文化，能使员工在工作中探索并展现其全部的大脑潜能

人的大脑无法孤立地工作，它需要与外界共同协作才能发挥作用，根据具体情况调整其功能，以适应其所处的环境。例如，工作场合就是由同事、团队、管理和常规的公司文化所组成的。这种沉浸式的环境决定了员工如何有效引发其大脑潜能。例如，如果有人明明想到一个好主意，却因为害怕被别人嘲笑而深藏于心，那这个好主意就是没有价值的。所以，企业主需要积极创建一种强调心理安全的公司文化。换句话说，这样的文化能够最大限度地削弱和管理诸如恐惧感、害怕被责备感、不确定性、不安全感、压力等负面情绪和认知状态。相对而言，它有利于促进尊重、宽容、协作、信任、满意、热情和安全感。

总而言之，就是要提供可以最大限度地发挥大脑潜能的价值。在这样一种能让人感受到心理安全的环境下，员工能够表达自己的想法、做出贡献、无所顾忌地发表自己的意见，进而做出有利的反馈，这有利于员工自身的发展，也能为公司带来莫大的好处。

团队领导者如何营造心理安全的小贴士

- 多询问员工的想法。
- 敢于像基层员工一样承认自己的过失。
- 鼓励员工质疑自己的观点，并给出自己的看法。
- 公开承认自己并非全知全能。

力所能及地营造心理安全氛围的小贴士

- 多征求他人的意见，不要专断独行。
- 和同事们预先讨论共同努力的方向，以期取得最佳工作成果。

心理安全带来的好处

- 员工们在这样的环境中能获得长足的进步，尝试创新也容易使他们收获成功。
- 员工能更加心无顾虑地表达自己的担心、创意和对他人的赞美。

第 15 章

管理他人，管理头脑

本获得了一次担任新项目负责人的机会。这意味着他要承担的工作量很大，而且还要确保团队中的其他成员都能从中获取最大利益。他对斯图尔特说，他虽然对新的工作感到有些紧张，但总体来说他认为自己已做好准备。新项目已开展了两周，这一切看似非常顺利。

上周，他必须对一件难办的事情做出决定。新项目客户是一家玩具公司，本团队里有很多人都想去现场工作，本负责选人。本深思熟虑后，开了个 15 分钟的会，在会上提出了自己的想法并征求反馈意见。他希望团队所有成员的意见都能达成一致，毕竟整个团队的胜利就是个人的胜利。会议看似进行得很顺利，所有人都对本的决定表示同意。

团队中只有一位女同事从未与本合作过，她叫克莱尔，是从另一个团队调来的。上级嘱咐本要对这位女同事多加留意，并汇报她的表现。目前为止，克莱尔的表现似乎比不上本的预期，但也还没差到本能直指问题所在。

本还很注重在工作之外的场合与团队成员多交往，只不过一直没什么机会。他认为，私下交流对维系与同事之间的情谊是很重要的，这样才能更好地了解彼此，互相合作也会变得更加轻松。

本章将指导你了解下级员工的大脑希望你注意到的事情。这将有助于提高团队的整体表现、减少人员流动和增强团队成员的敬业精神。如此一来，每个人在工作中都会感到更加快乐和轻松。

从大脑的角度看待管理

如果你能意识到人的大脑是非常复杂的，就可以更加轻松地对他人进行管理。以前，我们只能观察到大脑在工作过程中的状态；而现在，我们得以深入了解大脑的运作，而且我们所做的推断不再只停留在现象表面了。

要想育人有方，我们就需要注意很多方面的事情。从大脑的角度出发，我们能得出一些重要的核心概念，其中一部分你应该已经比较熟悉了。这些概念对每个商业领域都具有重要意义，它们包括领导、销售、演讲、会议和管理。其中，管理的核心包括以下几个方面：

- 信任度；
- 可预测性；
- 公平性；
- 要尊重奖励响应或威胁响应；

- 在了解七个大脑部位的基础上来进行神经管理。

本章将依次讨论上述内容。

信任度

史蒂芬·M.R. 科维（Stephen M.R.Covey）在 2006 年出版的《信任的速度》（*The Speed of Trust*）一书第一章的标题为“改变一切的一件事”。作者在对生活中所有依赖信任的领域做了概述后这样写道：“信任不是某种软弱、虚幻的品质，并非可有可无；相反，信任是一种可以人为创造出来的、实际的、有形的、可操作的财富。”作者对信任的理解和阐述可谓非常详尽。随着科学的进步，人们得以深入地了解信任对他人的影响以及如何与他人建立信任关系的核心所在。

和信任有关的化学物质

催产素是一种可使人感到满足、平静，以及产生安全感的激素。它能够增强人与人互相之间建立情感联系的能力、减少恐惧感并提升信任度。各项研究表明，社交互动较多的人在生理上感受到的压力较小。此外，与他人交流时获得的社会支持也会降低人的压力水平。

信任对建立牢固的社会联系至关重要。很多管理者要么没有意识到与属下建立信任关系的重要性，要么根本就没有提升双方信任度的好方法。

信任度和可信度

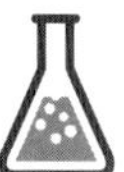

克莱蒙研究大学的保罗·扎克（Paul Zak）团队曾开展过一个实验，研究了人在受到他人信任时会发生的变化。被试一开始就能获得 10 美元（参加实验的酬劳）。他们被分成两人一组，每个人都分别坐在一台计算机前。

计算机显示的指令要求被试 A 随意给被试 B 不超过 10 美元的钱。两位被试都被告知，被试 A 不管给被试 B 多少钱，金额在B的账户中都会增加三倍。然后，主试单独告知被试B，被试 A 给他的赠予数额，并要求他根据自己的意愿返还一些给被试 A，甚至可以不给。

被试 A 赠予多少金额表现了他对对方的信任度；而被试 B 返还的金额表现了他的可信度。在实验的第二阶段中，主试随机对被试 A 给被试 B 的金额提出了要求，主试得以辨明信任的信号的作用。

实验结果表明，被试 B 在收到信任信号（即对方送自己钱）时，血液中催产素的含量几乎是第二阶段中的 2 倍。被试 B 在明确对方对自己的信任后，平均返还率达到了 53%；而在第二阶段中，这个数字仅为 18%。

该研究还得出了一个有趣的观点：统计数据显示，处于排卵期的女性表现出来的可信度较低。据推测，这是因为这些女性体内会分泌出另一种叫作“孕激素”的激素，它有抑制体内催产素的作用。

信任的风险

当信任不复存在时，人的大脑中会发生一系列事情。前扣带皮层检测到冲突后，会向杏仁核发出威胁的警告，然后杏仁核会向大脑奖励中心和脑岛传递这样一种信号：这次不会有奖励。该信号经由背侧纹状体被传递给了大脑中掌管运动的部位，从而对未来的行动产生影响。人的大脑甚至可以在有意识地发现威胁之前检测到威胁的存在。当大脑忙着处理信任的不复存在所造成的问题时，我们就无法再调用宝贵的大脑资源来进行记忆、解决问题和制定决策等认知过程。

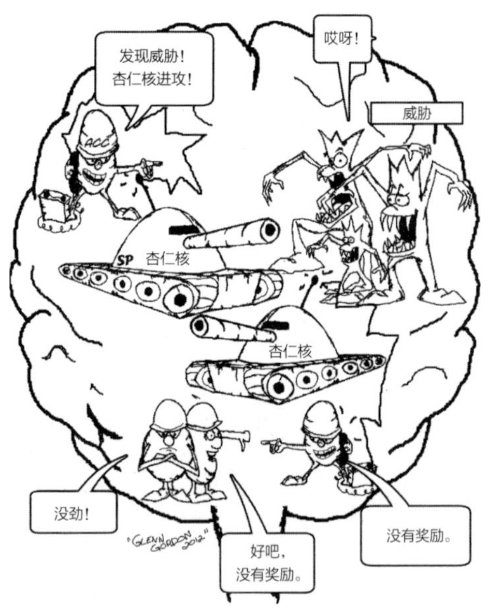

想建立信任就是要求人们学会读出彼此的意图。当一个人在他人做出某种行为或满足某些条件的情况下对之给予了信任

时，对方的大脑奖励中心就会被激活。

人在这种状态下采取行动的速度会更快，而不会因怀疑或恐惧而退缩。斯图尔特提出了自己的想法：团队新来的女成员克莱尔之所以会有现在的表现，是因为她还不确定自己是否可以相信其他人。另外，她可能在不知不觉中发现本一直都在有意识地瞄着自己，于是对今后可能发生的事情深感怀疑和恐惧。

信任游戏

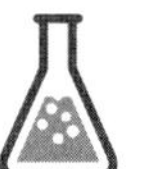

加拿大麦克马斯特大学的丽莎·德布琳（Lisa DeBruine）博士进行了一个研究信任的实验。被试被要求参与一场简单的信任游戏，他们被分成两人一组，但看不到对方。主试要求他们在给定的两种选择之间必须选择一种：（1）自己来分钱，但必须分为相等的两份；（2）让对方来分钱，而对方会分给自己更多的钱。

被试每次再做出选择之前，主试都会给他们看对方的照片。这些照片实际上都是经过计算机处理的，照片里的人要么与被试相似，要么完全就是陌生人。实验结果令人深思：当被试觉得自己在和与自己相似的人一起玩游戏时，会更加信任对方。从进化学的角度来看，这样的现象是说得通的，人倾向于对与自己相似的人产生好感，因此也会更加信任他们。

建立信任的小贴士

要想让每个和自己一起工作的人看起来都和自己相似并不

是什么容易的事情。穿制服会起到一定的作用。一些建立信任的方法如下所示。

- 确立团队价值观和建立团队的共同期望。就是要让所有人都拥有一套清晰的价值观和对目标的期望，即便公司整体没有这种认识，也要在小范围内贯彻。工作中要紧紧围绕这两点进行，让每个人都有机会展现出信任度和可信度。
- 与团队成员一同度过美好的时光。团队建设活动之所以可行，其原因之一就在于大家将在互动的过程中共同获得乐趣，管理者可以充分观察伙伴们应对各种情况的方式，从而探究他们内心的真实想法。
- 保持透明度。让别人都能看到你身为管理者的所作所为和理由，并帮助他们更好地参与到工作中。

信任带来的好处

- 员工对公司的忠诚度会更高。
- 员工在工作中更有可能获得更高的工作满意度和工作效率。
- 信任能激活大脑的奖励中心，让大脑时刻做好准备。当人跟人之间存在信任关系时，一切都会变得更高效。

可预测性和不确定性

人们倾向于在可预测的环境中更好地开展工作。对大脑而言，了解即将发生的事情至关重要，这能最大限度地减少风险和威胁响应。

本和克莱尔目前正在经历的情况可能就是两人之间的不确定性造成的。一般来说，人情愿面对风险也不愿活在一无所知的不确定性之中。克莱尔可能因为初来乍到，还对自己的定位不清晰，所以不太确定自己在新的团队中要怎么做。她也有可能是不确定自己被调入新团队的理由，也不知道项目结束后是

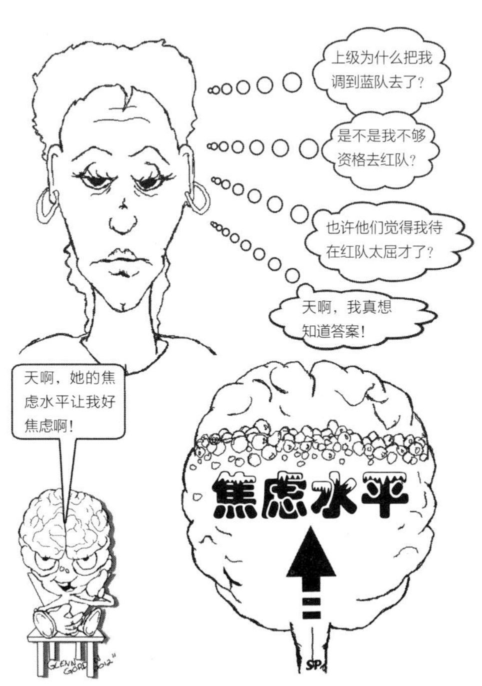

否要回到以前的团队中去。如果这种情况持续下去，克莱尔可能会承受更大的压力，终有一天可能会崩溃。

如果一个人对自己的某一个方面的事情抱有不确定性，如自己扮演着何种角色，那么他只能基于这种不确定性做出很多不确定的选择，这是因为他没有参照物可以用来参考。而这就会导致人通过潜在回报来对风险和收益做出评估。另外，不确定性非常消耗人的精力。在这种状态下，大脑只能靠捕风捉影把或有或无的信息串联起来，用以制定决策和采取行动，借此来提高自己的确定性。这个过程十分耗神。

减少不确定性的小贴士

- 尽量发动更多的人让心存不确定性的新伙伴放心，如果你手头没其他重要的事，更要以身作则地参与进来。
- 列出不确定性造成的风险和消除不确定性带来的回报，这个环节可以请其他有识之士帮忙进行。
- 及时与心怀不确定性的伙伴多交流，用尽一切办法帮助他。

可预测性带来的好处

- 威胁响应减少，思考能力提升。
- 更能采取有效行动并提高生产力。
- 有助于人与人之间建立信任。

公平性

目前，本借助神经科学的视角，已充分理解身心所经历的正面体验和负面体验会经由相同的神经回路产生。斯图尔特希望本能够意识到，他已经将玩具公司的项目处理得非常稳妥了。

人员管理的雷区辐射面很广。举个例子，如果本从 4 个候选人中派出 3 人赶赴现场开展工作，那么剩下的那位就相当于被排除在外了。人被孤立后心理上产生的痛苦和躯体产生疼痛所激活的大脑部位是一致的。

大脑感受到的疼痛

人受伤时产生的疼痛感涉及大脑中的 3 个不同部位：

- 躯体感觉皮层——记录疼痛的来源；
- 脑岛——将身体整体状态的信息传递给大脑；
- 背侧前扣带皮层——判断疼痛的严重程度。

背侧前扣带皮层作用的发现对人类具有特殊的意义，因为它已被证实与社交痛苦和躯体痛苦有关。在第 10 章讲到的“机器人橄榄球大赛”实验中，被试的大脑活动在功能性磁共振成像扫描下一览无余，全面展示了人的大脑在遭到社会排斥时的种种现象。其中，背侧前扣带皮层的活动更剧烈。人的身心无论是哪方面遭受痛苦，都很难有较强的生产力。

再回到玩具公司的新项目，如果有任何一位团队成员对去留问题感觉不公平，就很可能引发问题。例如，本挑选了 2 位和他打交道最频繁的员工接手新项目。不平等待遇造成的社会伤害是让人感到非常痛苦的。在第10章提到的最后通牒博弈游戏中，玩家就会遭到这样的不平等待遇，神经科学家对这种现象造成的后果做了大量的研究。

内在不公平性

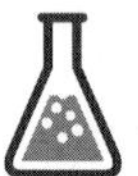

有一个实验专门对最后通牒博弈游戏进行了研究。被试一共玩了10局游戏，期间研究者利用了核磁共振成像扫描。为了不违背该游戏的精神，每一局游戏都需要不同的被试完成。另外，研究者仅对决定是否接受对方给予钱款的响应者进行了扫描。

扫描结果显示，当对方不公平地分配金额时，响应者的前脑岛和背侧前扣带皮层的活动增加，而前脑岛与应对屈辱感和厌恶感等情感有关。主试发现，响应者脑岛活动越剧烈，其拒绝对方分配方式的可能性就越高，这个发现不可谓不有趣。

后续一项独立研究进一步向世人展示了有关公平性的另一个有趣现象。被试服下某种抑制体内血清素含量的药品。在这种状态下，被试拒绝不公平分配的可能性更高。所谓不公平的分配方式，即大部分钱为对方所有，而不是平均分配。这表明，人们对公平不公平的判断是依靠主观进行的，衡量的尺度可能每天都有变化。

社交奖励

本手下的员工们无不希望尽可能避免社交痛苦，同时反过来，也盼着得到更高程度的社会奖励。如果把一群睿智的商业人士聚在一起，问他们最希望公司给他们何种奖励，通常来说答案会惊人地相似：物质奖励。钱往往是大家首要的追求，有时更是唯一的追求。

内在奖励

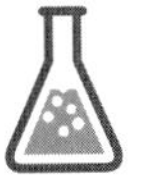

在另一个有关最后通牒博弈游戏的实验中，研究者对被试在面对均等分配时的大脑活动进行了研究。结果显示，当个体认为公平时其与奖励刺激相关的腹侧纹状体的活动明显增加。

还有一个实验对物质奖励和精神奖励产生的效果做了对比。实验中，被试分别完成了两个任务。完成第一个任务的奖励是物质奖励；完成第二个任务的奖励是他人对自己的正面反馈，只不过程度上各有差别。结果表明，在两种情况下，被试的腹侧纹状体活动均有所增加。

物质奖励只是刺激大脑的奖励中心的方式之一。本在管理过程中就经常会给予属下真诚的鼓励，这种做法具有显著的激励作用，能让员工觉得自己得到了重视。这样的做法是非常好的，本应该继续保持下去，让团队变得更好。

神经管理

众所周知，人的大脑是非常复杂的。我们在认识到这一点的基础上，最好再了解一些相关知识。这样一来，我们在与他人合作的时候就可以做到知己知彼。很多管理人员都面临这样的挑战：他们的工作太忙了，以至于认为别人的工作方式和自己一模一样。在任何时候，一个人都可以从自己的管理风格中受益，但有时可能会适得其反。

所谓的“突触电位神经管理计划”是着眼于对大脑各个主要部位的功能以及充分利用这些部位的研究。斯图尔特认为，尽管本生来就拥有较强的管理天赋，后来还参加过几门相关培训课程，但了解一下该计划的内容有百利而无一害。

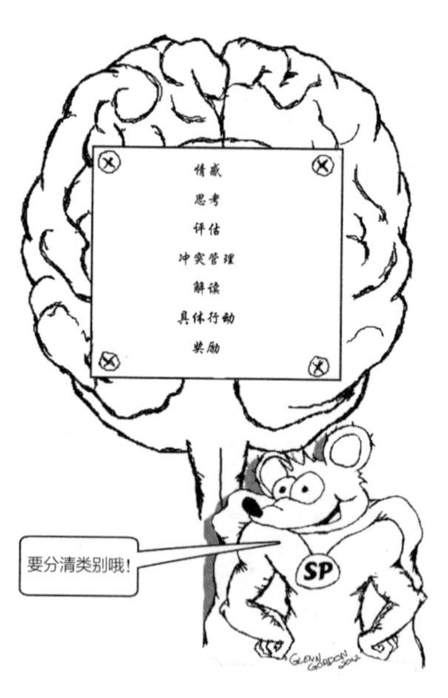

该计划认为，大脑中有七个重要的功能区域：

- 情感；
- 思考；
- 评估；
- 冲突管理；
- 解读；
- 具体行动；
- 奖励。

情感

大脑中负责情感的部分比较好懂。时至今日，很多经理人和公司都已不再要求员工在工作中不夹杂个人的情感和情绪。有些管理者甚至了解到，人的情绪对促进人的工作表现是非常有用的，它是决策制定、动机形成、提升参与度以及决定最终行为的关键所在。人不可能在切断大脑中与情感有关的所有部分的情况下继续工作。

我们需要关注大脑中的几个重要部位。首先是海马体，它与人的长期记忆有关，对人的情感也会造成影响，这是因为记忆可能包含了人的情感在里面。每位员工、每个团队、每家公司都拥有各自的历史，这份往昔的经历在他们的当下和未来的工作中都具有重要的意义。要想让海马体更好地发挥作用，请牢记以下几点：

- 回顾过往经历——任意请一位团队中的老员工向新员工介绍一下团队和公司的背景；
- 回顾解决方案——如果遇到问题，想办法回忆起从前解决类似问题的方法以及他人的感受；
- 回顾情绪——想办法弄清楚员工在情绪上是否存在问题。情绪记忆会对当下的行为产生巨大的影响，通常情况下，管理者都意识不到这一点。人在面对任何事物时都会有一定的情绪，而且常常还会据不同情况发生变化。

第二个非常重要的部位是杏仁核。杏仁核按照情绪的重要性的顺序来处理各种情绪。恐惧是所有情绪里最优先的一种，胜过所有其他情绪。过度的焦虑感会导致杏仁核异常活跃，有意识或无意识的恐惧感都会激活杏仁核。造成焦虑和恐惧的威胁可能是真实存在的，也可能只是人自身的感觉而已。一些帮助人控制杏仁核被合理激活的方法如下：

- 制订计划——若能做好应对各种突发事件的计划，就会减轻恐惧感；
- 直面挑战——杏仁核的激活造成的反应可能会影响到周围的其他人，所以要尽早消除；
- 寻找让自己保持乐观的方法——真正乐观的态度可以减轻恐惧感，使杏仁核能有余力处理其他情绪；
- 改变观点——一名管理者若对团队员工感受到的痛苦表现出同理心、对他人的难处感同身受，可能会导致过度刺激自己的杏仁核。总体来说，对他们表示一定的共情就可以了，既不用把自己过于带入角色，同时也能调用强大的认知资源为他人提供有效的援助。

大脑中负责控制情感的部位对开展工作是很重要的。前文已经展示了情感在管理中的一些实际应用，公司可以通过很多方式利用它使客户体验达到最佳水平。

思考

思考能力对当今大多数工作而言可谓最重要的能力了。一个人在工作上取得的成功取决于其高效的思考能力。人在思考后作出决定，而决定直接影响行动。有时，我们会发现自己的思考并非像自己想象中的那样清晰、有效。

评估

大脑的脑叶主要分为四块，其一位于大脑前端，称作“额叶”。额叶含有很多对多巴胺敏感的神经元，这些神经元和注意力、动机的形成、奖励刺激和计划的制订有关。

额叶从很多其他的大脑部位收集信息，将它们进行处理后再以信号的形式将它们传递给运动中枢。前文已提及该部位——腹内侧前额皮层。它的作用是应对风险、恐惧，与决策制定也有一定关系。

对于腹内侧前额皮层，管理者需要意识到的挑战如下：

- 处于焦虑状态下的人往往极其担心冒风险，而较少关注奖励。这可能会导致他们由于过度谨慎犯下错误；
- 另一种极端是，人过于轻视可能面临的风险，对危险信号充耳不闻、闭目不视；
- 内心孤独的人常常对奖励的期望较低。

对处在这种情况下的人，可以劝他们这样做：

- 从不同的时间角度看待事物——可以试着从长远角度看待事物，着眼全局，或者将注意力牢牢集中在眼下发生的事情上；

- 如果这个人的风险评估能力不佳，那在评估时更要切记慎之再慎，也可以向局外人寻求帮助，他们可能会看到当事者未曾发现的东西；
- 要确保你所要奖励的人具有较高的团队参与度，而不要奖励心不在焉的员工。

冲突管理

大脑还有一个重要部位称为“前扣带皮层”。它负责管理大脑发生的冲突。它和大脑中的无意识和有意识的想法都有关联，常能引发人对重要事物有意识的认识。本对前扣带皮层被激活的感受颇有体会，这常常发生在他考虑到底是和偶尔见面的朋友共进晚餐还是回去陪自己妻子的时候。本发现，自己脑中即便只是在想这些事情，工作效率也根本无法得到提升。本必须意识到，自己效率低下正是因前扣带皮层被激活所致，这样才能有的放矢地解决问题。要想让前扣带皮层的活动频率有所减缓，他就必须解决内部冲突并制订好行动计划。虽然他觉得“反思问题”会对这种情况的改善有所帮助，但生产力一定会受到影响。

每当本感到身边有谁可能正在经历内在冲突时，他就会比较明智地想去介入并给予帮助。通常他会先和斯图尔特商讨，在这种令自己安心的环境下，他可以尽情研究自己可能注意到的事情。下一步就是去和他觉得可能有问题的人交流了，本在这个过程中必须亲自充当教练的角色，和对方一同探讨和解决他身上存在的问题。如果姑息事态任其发展，积怨既深必将削弱个人的生产力和团队的动力。

我们必须认清一点：疏导行为不宜目的性过强，应当在保证对方心理健康的前提下进行。即使前扣带皮层处于剧烈活动的状态下，如果我们能重新将注意力集中在积极的事情上就可能使大脑平复下来。我们可以一步一步脚踏实地地实施行动计划，也可以做任何使人放心并建立信任的事情，它们都可以使焦虑的杏仁核复原。

解读

总体来说，大脑中负责解读的部位不太为人所知。有些管理者认为，所谓的“直觉”只是虚无的东西，不应该指望它能发挥多大作用。但这样的想法会使这些人仅依靠自己了解的有限资源开展工作。即便如此，这些人的头脑还是会在不知不觉中产生各种各样的念头，需要他们进行处理和解读。

脑岛的作用是负责将这些内在感受转化为人们能够明确理解的东西。在对它们进行解读之前就忽略内在感受，那就再也没有后悔的余地了。本在感觉到克莱尔有些不对劲后，如果没能通过教练课程深究相关问题，那大概克莱尔现在已经选择退出了。这种事在公司里经常发生，因为人都对讨论自己不能完全了解的事情心存惧意，一般都会选择逃避。

根据这种现象，管理者可以试着帮助员工简化解读事态的过程，从而使他们更快地融入到工作中来。具体措施如下：

- 当你的直觉告诉自己有人遇到了某种麻烦时，一定要加以重视，切莫姑息为患；
- 考虑这种可能性成立的合理原因，如果可以，将它们细致地罗列出来；
- 每一种原因都要有相应的解释，以证实其合理性；
- 收集有关证据证实自己的猜想；
- 利用更多的证据多方位地证实猜想，在得出结论后就采取适当的措施；
- 将内心的想法予以实践检验后，你就可以十分有底气地根据事实采取行动，而不必仅依靠虚无缥缈的预感了；
- 有证据表明，进行瑜伽和普拉提训练有助于提升人对外界事物的敏感度，人在掌握更多信息后可以更好地对事态进行评估。

具体行动

在任何策略中，具体行动的实施显然是一个重要的组成部分。然而不幸的是，这个环节常被人们所忽略。当人的精神处于忙碌状态下且眼前正有很多耗神费力的重要工作在占用自己的注意力时，某些工作总会沦为次要事项。很多人都认为，拖延症是阻挡自己实现目标的一大障碍。

本想起来，自己还有很多需要做但还没做的重要事情。斯图尔特问本没请过哪些同事喝咖啡，这些人大概就是本不太敢一对一接触的人。这样的态度往往源于情绪障碍、不安、恐惧或内心的不确定性。本现在抱着状况会随着时间的流逝自然地有所改变的态度，他认为在短期内自己肯定无法取得理想的效果。

通常来说，推动事态发展的最好方法就是采取行动。就本现在的情况来说，他可以想想还有没有比喝咖啡更合适的活动能邀请这些人一同参加。例如，请他们喝啤酒是不是更让人放松呢，还是私下里帮他们一个忙比较好？如果真有，就挑一件事然后付诸行动吧。

付诸行动的好方法如下所示。

- 先做尝试——在决定目标后就放手一试吧。你通常无法百分百预测成效如何，但是只有付诸行动才能给自己创造收集更多信息的机会。然后，你再决定是否要继续下去。为了达到预期的目标，在尝试阶段必须持之以恒，不得动摇。
- 将最终目标拆分为一个个小目标——在一步一步完成小目标的过程中，遇到的阻力就没那么大，压力也比较小，而且每完成一个小目标，贯彻到底的动力就会越来越强大。
- 更大冲突的可能性——想想有些事情之所以要注意不能去做，是不是因为有什么更深层次的原因。

奖励

每个人都曾体验过奖励刺激。一般来说，这能给人带来一种兴奋、愉快的体验，往往发生在我们遇到好事的时候。实际上，腹侧纹状体和伏隔核也以一种微妙的方式参与了奖励刺激的形成过程。伏隔核负责记录奖励刺激带来的愉快感受。也就是说，要想激励他人或者使他人得到积极的反馈，可以试着激活其伏隔核。

以下是一些注意事项：

- 伏隔核在某些情况下可能无法记录奖励刺激，例如，在人们感到焦虑或孤独的时候；
- 动机弱可能是由于大脑中奖励回路缺乏刺激所致；
- 一旦发现有人没有表现出体验到奖励刺激，就需要尽快处理这种情况。

管理者刺激员工奖励回路的一种经典方式是给予他们短期的物质奖励。虽说从长远来看，这样的刺激很难发挥持久的作用，但短期的回报在一时之间还是可以起到有效的作用的。很多公司提倡的另一种方法是采用精神上的奖励方法。设置“月度明星员工”或员工内部提名奖等奖励措施也会使员工受到一定的激励。这些员工激励计划使员工对工作永远都保持着一定的新鲜感，提高了他们的参与度。但这样的做法也不可避免地存在一些问题，就是评选出来的对象往往只有寥寥几人。

因人制宜的方法是最全面、收益最大的一种方法。如果公司上下所有人都能同心同德、目标一致，必将迸发出非常强大的力量。人在信念、理想的驱使和指引下做事时更容易体验到奖励刺激。这会提高人的工作效率和生产力。

本知道他们团队的娜塔莉是一个十分顾家的人，而且对当地社区的各项活动也十分上心。在他们第一次合作的时候，有一天，本约娜塔莉共进午餐，以期进一步了解娜塔莉对自己珍视和热衷的事情到底有多投入。本作为经理，能和手下的员工一对一地了解对方的兴奋点，这无疑是是一次宝贵的机会。在之后的小组会议上，本向大家提议挑选当地的一家家庭慈善机构进行资助。由于娜塔莉在这方面很有经验，所以本专门请她提建议。娜塔莉不出意料地表现出了极强的行动力，自此完全主导了整个团队在这方面的安排。她每个月都会告知团队成员募集到的最新资金数额，并且每个季度都会为他们在日常工作之外组织一些志愿者活动。

在每次完成一个志愿者项目后，娜塔莉所热衷的公益事业就有一笔新的资金入账，这对她来说意义重大。此时，她的奖励回路会被激活。每当她在某一天或某一周过得不顺心时，只要一想起自己团队给予困难家庭的帮助，她就能快速振作起来。

然而，这样的策略无法对本所在团队中的每个人都起作用，关键还是要找到适合每个人的方法。初期的艰苦尝试到了后期都一定能兑现成为丰厚的回报。比起眼前的一点点利益，员工若能与自己的本职工作和任职的公司建立起更深层次的联系，其意义要重大得多。

神经管理的小贴士

- 积极地打造信任文化。
- 让员工感到对自己的领导和公司有一定的可预测性。
- 积极思考大脑七项功能的意义——情感、思考、评估、冲突管理、解读、具体行动、奖励。
- 将大脑的这七项功能与公司和团队的工作方式有机地结合起来。

掌握神经管理能带来的好处

- 团队参与度更高。
- 团队更有能力取得成果。
- 只要人人各司其职、认清定位，人员流动率就能降低。

致　谢

本书能得以出版，离不开多年来各界对我的帮助。我在书中提出的很多见解都是受益于很多个人和公司同我分享的经验。

我衷心地感谢和钦佩以下所有人，他们将自己的智慧与力量毫无保留地与我分享，我对能拥有这些最亲密的朋友感到无比幸运。本和凯特总是不厌其烦地回答我的疑问、分享他们的想法，他们对我十分谦和，我由衷地感谢他们。婕茜对人类的行为总有许多十分新奇的见解，能帮助我始终保持良好的心情。雷切尔和罗布也在诸多方面给我以援手，他们展现出来的智慧、哲思和质疑精神深深地影响到了我的生活和工作。

最后，我要感谢斯图尔特和杰西卡。正是因为有他们在，我的生活才变得如此丰富、有趣、充满意义。我非常想和你们二位共同探索这个世界，让我们每天都一起学习吧！

版权声明